画像診断に絶対強くなる
ワンポイントレッスン
病態を見抜き、サインに気づく読影のコツ

扇 和之／編　堀田 昌利・土井下 怜／著
（日本赤十字社医療センター放射線科）

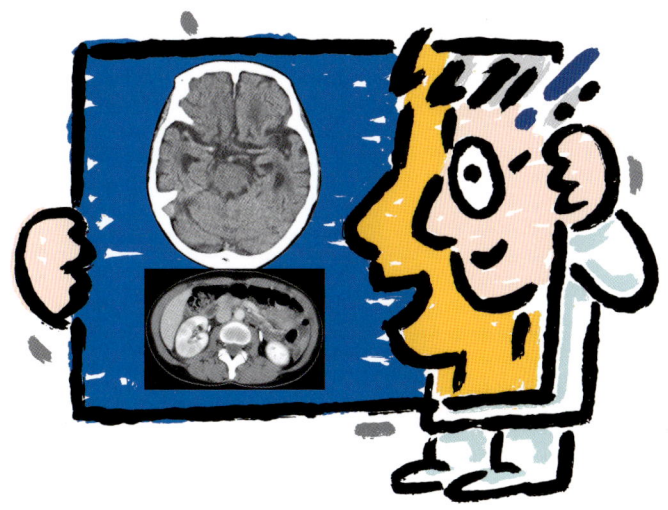

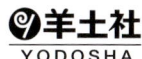
YODOSHA

謹告

本書に記載されている診断法・治療法に関しては，発行時点における最新の情報に基づき，正確を期するよう，著者ならびに出版社はそれぞれ最善の努力を払っております．しかし，医学，医療の進歩により，記載された内容が正確かつ完全ではなくなる場合もございます．

したがって，実際の診断法・治療法で，熟知していない，あるいは汎用されていない新薬をはじめとする医薬品の使用，検査の実施および判読にあたっては，まず医薬品添付文書や機器および試薬の説明書で確認され，また診療技術に関しては十分考慮されたうえで，常に細心の注意を払われるようお願いいたします．

本書記載の診断法・治療法・医薬品・検査法・疾患への適応などが，その後の医学研究ならびに医療の進歩により本書発行後に変更された場合，その診断法・治療法・医薬品・検査法・疾患への適応などによる不測の事故に対して，著者ならびに出版社はその責を負いかねますのでご了承ください．

❖ **本書関連情報のメール通知サービスをご利用ください**

メール通知サービスにご登録いただいた方には，本書に関する下記情報をメールにてお知らせいたしますので，ご登録ください．
- 本書発行後の更新情報や修正情報（正誤表情報）
- 本書の改訂情報
- 本書に関連した書籍やコンテンツ，セミナーなどに関する情報

※ご登録の際は，羊土社会員のログイン／新規登録が必要です

ご登録はこちらから

序
～画像診断の世界へようこそ！～

　昨今CT，MRIといった画像診断の臨床現場での必要性は増す一方である．本書「画像診断に絶対強くなるワンポイントレッスン～病態を見抜き，サインに気づく読影のコツ」は，画像診断をマスターするために必要な最重要ポイントを効率的に身につけていただくための本であり，研修医，若手放射線科医，指導医の3者のカンファレンス形式の会話を楽しみながら読んでいくうちに，自然と画像診断の重要ポイントが身につくように構成されている．

　本書の内容は，研修医を読者対象とした『レジデントノート』誌2010年12月号〜2011年12月号に「画像診断ワンポイントレッスン」と題して連載された13本の原稿をベースとし，それに画像解剖アトラス的な内容を主体にした新規原稿（Lesson 1，7，11，12）を4本追加して，一冊の書籍としてまとめたものである．その新規原稿の1つであるLesson 1「脳の解剖，そして基準線をマスターする～頭部CTやMRIを自信を持って読影するために」の最後の方で，指導医が以下のようにコメントしている．「正常解剖をしっかりとマスターしていれば，百戦錬磨の読影エキスパートになる入り口に立っているともいえるね」と…．画像解剖をしっかりとマスターしていれば，いざその画像を目の前にした時の"苦手意識"が消え，読影に自信が持てるようになる．そのような観点より4本の新規原稿では"画像解剖のマスター"に重点を置いた内容となっている．従って本書は画像診断の重要ポイントが身につく"読み物"としてだけでなく，様々な画像を眺める際の"画像解剖アトラス"としてもご活用いただけるようになっている．併せてFitz-Hugh-Curtis症候群やearly CT signのように，知っておかないと"ヤブ医者"になってしまうような重要な病態やサインについても取り上げた．さらにはCT値とウィンドウ幅，ウィンドウレベルといった基礎的な内容も必要に応じて解説したが，これらの基礎的な内容，そして重要な病態やサイン，解剖

や画像診断のポイントがそれぞれの項目の中に散りばめられている．それらの散りばめられた種々のポイントを拾い上げやすいよう，目次の続きのページに検索インデックスとして「画像解剖のポイント」，「知っておきたいサイン」，「知っておきたい病態」，「画像診断のポイント」の4項目をまとめた．"もう1つの索引"として本書で知識をまとめたり復習するのにご活用いただければ幸いです．

　本書の内容は，基本的には当院の新進気鋭の若手放射線科医である堀田，土井下の両先生が執筆してくれた．彼らの初期研修2年間での臨床経験も踏まえた上での視点から執筆した原稿を，扇が側面からアシストする形で時にアイデアを提供し，また時にアドバイスをしながら3人のチームプレイで出来上がったのが本書である．忙しいルーチンワークの合間を縫って執筆を頑張ってくれた両先生にはこの場を借りてあらためて感謝するとともに，本書の企画段階から発刊まで誠心誠意取り組んでいただいた羊土社編集部の保坂早苗氏，杉田真以子氏はじめ多くの編集部スタッフの方々に厚く御礼申し上げます．

　本書が画像診断に興味を持っていただく足掛かりの本として，またすでに画像診断に興味をお持ちの先生方はその知識や造詣を深める本として，また一度読破していただいた後は，それぞれの臨床現場にて画像解剖アトラスや病態・サインを参照する座右の書として，研修医のみならず多くの先生方にご活用いただけることを願っております．

2012年3月吉日

日本赤十字社医療センター 放射線科
扇　和之

編者・執筆者プロフィール

編集・執筆

扇　和之　（OHGI Kazuyuki）
日本赤十字社医療センター放射線科 部長

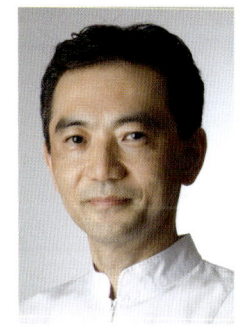

- 1984 年長崎大学医学部を卒業し，同年に東京女子医科大学放射線医学教室に入局．1992 年より日本赤十字社医療センター放射線科，1997 年に同副部長，2008 年に同放射線診断科部長．
- 著書に『正常画像と並べてわかる腹部・骨盤部 MRI』『正常画像と並べてわかる腹部・骨盤部 CT』（ともに羊土社）など多数．
- 毎日，研修医の先生方と一緒にワンポイントレッスンなどをやりながら，楽しい時間を過ごしています．当科での研修にご興味がある方はぜひ一度，見学にいらしてください．

執筆

堀田　昌利　（HOTTA Masatoshi）
日本赤十字社医療センター放射線科

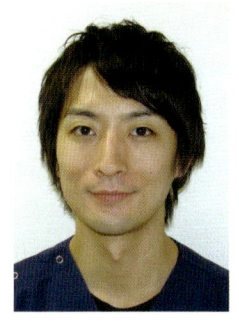

- 2007 年日本医科大学医学部卒業．日本赤十字社医療センター内科プログラム初期研修中に画像診断の魅力に取りつかれ放射線科を志す．2009 年から同センター放射線科に勤務．
- 尊敬する指導医のもとで画像診断や IVR を中心に幅広く研鑽を積むかたわら，国際学会（RSNA：Radiological Society of North America）での発表機会にも恵まれるなど，研修医の先生らとともに楽しくも充実した日々を送っている．
- 放射線科は多彩さと奥深さを兼ね揃えた非常に興味深い分野です．本書を通じ少しでもその面白さを感じて頂けたら幸いです．

執筆

土井下　怜　（DOISHITA Satoshi）
日本赤十字社医療センター放射線科

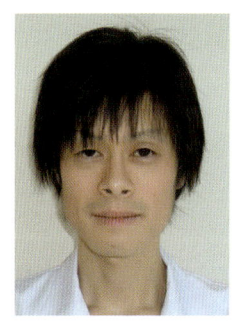

- 2008 年金沢大学医学部卒業．日本赤十字社医療センターでの初期臨床研修を経て，2010 年より同センター放射線科に勤務．
- まだまだ勉強中の身ですが，多くの先輩方に教わりながら画像診断や血管内治療などの日常診療に励むとともに，北米放射線学会などでの発表や『レジデントノート』連載にも取り組んできました．
- 本書は，扇部長監修のもと，レジデントに比較的近い若手医師の堀田先生と私が執筆しました．読者の皆様が画像診断を身近に感じて「放射線科も面白い！」と思ってくださるささやかなきっかけになれば，嬉しく存じます．

画像診断に絶対強くなるワンポイントレッスン
病態を見抜き、サインに気づく読影のコツ

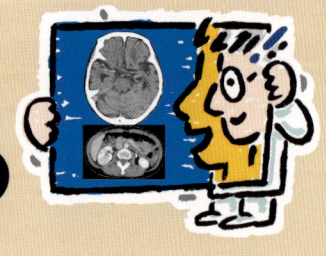

CONTENTS

序　〜画像診断の世界へようこそ！〜 ……………………………… 扇　和之

編者・執筆者プロフィール

知っておくと役立つ！ポイントINDEX

Part.1　頭部 画像診断レッスン

Lesson 1　脳の解剖，そして基準線をマスターする
　　〜頭部CTやMRIを自信を持って読影するために〜　土井下 怜，扇 和之　12

Lesson 2　超急性期脳梗塞を見逃すな！
　　〜知っておきたいearly CT sign〜 ……………… 堀田 昌利，扇 和之　28

Lesson 3　髄膜がわかると病気がみえてくる！
　　〜症例から学ぶ髄膜とその周辺構造〜 ………… 堀田 昌利，扇 和之　33

Lesson 4　くも膜下出血と間違えるな！
　　〜知っておきたい"pseudo-SAH"〜 …………… 土井下 怜，扇 和之　39

Lesson 5　頭部外傷のCT・MRI
　　〜その適応と診断のエッセンス〜 ……………… 堀田 昌利，扇 和之　49

Lesson 6　頭部MRAで脳動脈瘤を見つける！
　　〜"隠れ脳動脈瘤"を見落とすな〜 ……………… 土井下 怜，扇 和之　58

CONTENTS

Part.2 胸部 画像診断レッスン

Lesson 7 肺の正常解剖をマスターしよう！
〜左右の対応と肺区域体操で覚える区域解剖〜 …… 土井下 怜, 扇 和之 70

Lesson 8 市中肺炎を見極める！
〜二次小葉に着目した読影のススメ〜 ………… 堀田 昌利, 扇 和之 85

Lesson 9 7種類の特発性間質性肺炎をマスターする！
〜"アルコールを飲む"で覚えよう〜 …………… 土井下 怜, 扇 和之 92

Lesson 10 救急大動脈疾患の診断ポイント
〜命にかかわる!!大動脈解離や大動脈瘤の絶対に見逃せないサイン〜
…………………………………………………………… 堀田 昌利, 扇 和之 103

Part.3 腹部 画像診断レッスン

Lesson 11 肝区域, そして救急外来で見落としやすい肝疾患をマスターする
〜"不明熱"や"原因不明の腹痛"で終わらせないために〜
…………………………………………………………… 堀田 昌利, 扇 和之 114

Lesson 12 胆・膵の画像診断に強くなる！
〜解剖のポイントと病変の見つけ方〜 ………… 堀田 昌利, 扇 和之 128

Lesson 13 腎臓の造影不良域から何を考える？ ……… 堀田 昌利, 扇 和之 137

Lesson 14 基本中の基本, 急性虫垂炎をマスターする 土井下 怜, 扇 和之 143

Lesson 15 腸管壁肥厚をみたときに注目すべきは？ 堀田 昌利, 扇 和之 152

Lesson 16 イレウス読影のコツ
〜こんなイレウスには気をつけよう!!〜 ………… 堀田 昌利, 扇 和之 158

Lesson 17 婦人科急性腹症の読影ポイント ……………… 堀田 昌利, 扇 和之 167

索引 ……………………………………………………………………………………… 176

知っておくと役立つ！ポイントINDEX

本書に掲載の読影に役立つポイントです．ぜひご活用ください．

画像解剖のポイント

頭部
脳のvascular territory	Lesson 1（図3）	14
脳動脈の解剖	Lesson 1（図4）	16
脳動脈の穿通枝	Lesson 1（図7, 8）	19
脳葉の広がり	Lesson 1（図11, 12）	22
頭部CT，MRI横断像の基準線	Lesson 1（図18）	26
髄膜の解剖	Lesson 3（図3）	34
脳動脈の正常MRA解剖	Lesson 6（図2〜4）	59, 60

胸部
気管支および肺亜区域の広がり	Lesson 7（図3）	74
肺動脈の広がりと肺門	Lesson 7（図4）	75
肺静脈の広がり	Lesson 7（図5）	76
肺区域体操	Lesson 7（図7, 8, 10, 11, 13〜15）	77〜82
肺の二次小葉	Lesson 8（図4）	87

腹部
肝区域解剖	Lesson11（図1）	114
胆道の解剖	Lesson12（図7）	130
膵臓の解剖	Lesson12（図8, 9）	133
後腹膜の解剖	Lesson13（図3）	139
虫垂走行のバリエーション	Lesson14（図2）	144
腸管壁の3層構造	Lesson15（図3）	153

知っておきたいサイン

頭部
early CT sign	Lesson 2	29
髄膜の異常増強パターン（DA型，PS型）	Lesson 3（図5）	36

胸部
BVB（bronchovascular bundle）の肥厚	Lesson 8	88
tree-in-bud appearance	Lesson 8	90
wandering pneumonia	Lesson 9	97
reversed halo sign	Lesson 9	97
halo sign	Lesson 9	97

腹部
cortical rim sign	Lesson13	141
arrowhead sign	Lesson15（図4）	153
target sign	Lesson15（図4）153 / Lesson16	164
serrated beak signまたはbeak sign	Lesson16	163
whirl sign	Lesson16	164

大動脈
aortic cobweb	Lesson10	107
ULP（ulcer like projection）	Lesson10	109

知っておきたい病態

頭部
髄膜の異常増強パターンとその原因疾患	Lesson 3（表）	38
pseudo-SAH	Lesson 4	41

	脳挫傷	Lesson 5	51
	びまん性軸索損傷	Lesson 5	55
	脳動脈の漏斗状血管拡張	Lesson 6	66

胸部			
	非定型肺炎	Lesson 8	86
	特発性間質性肺炎	Lesson 9	94

腹部			
	肝膿瘍	Lesson11	123
	Fitz-Hugh-Curtis 症候群	Lesson11	126
	総胆管結石	Lesson12	131
	AFBN (acute focal bacterial nephritis)	Lesson13	138
	distal appendicitis	Lesson14	145
	急性虫垂炎の機序	Lesson14	145
	イレウス	Lesson16	158
	closed loop	Lesson16	163
	卵巣出血	Lesson17	169
	子宮外妊娠	Lesson17	170
	卵巣嚢腫破裂	Lesson17	170
	卵巣腫瘍の茎捻転	Lesson17	174

大動脈			
	大動脈瘤切迫破裂	Lesson10	111

画像診断のポイント

頭部			
	真のくも膜下出血とpseudo-SAHの鑑別ポイント	Lesson 4	43
	くも膜下出血のMRI	Lesson 4	44
	硬膜外血腫と硬膜下血腫の鑑別ポイント	Lesson 5（表）	50
	頭部外傷におけるMRIの適応	Lesson 5	53
	脳動脈瘤の好発部位	Lesson 6	61
	脳動脈MRAの読影ポイント	Lesson 6	64
	脳動脈瘤でのMRAとCTAの使い分け	Lesson 6	67

胸部			
	特発性間質性肺炎との鑑別が必要な疾患	Lesson 9（表2）	95
	間質性肺病変における特発性間質性肺炎の位置づけ	Lesson 9（図5）	96

腹部			
	ダイナミックCT	Lesson11	120
	MRCP (magnetic resonance cholangiopancreatography)	Lesson12	132
	主膵管拡張の鑑別	Lesson12（表2）	134
	CTで虫垂を同定・評価するポイント	Lesson14	145
	急性虫垂炎のCT所見	Lesson14	146
	急性虫垂炎のCT診断が難しくなる5つのケース	Lesson14	150
	腸管壁肥厚と代表的疾患	Lesson15（表）	155
	イレウスのCT読影における6つのポイント	Lesson16	160
	イレウス症例における腸管閉塞部の同定手順	Lesson16	160
	絞扼性イレウスのCT所見	Lesson16	163
	CT値とウィンドウ幅，ウィンドウレベル	Lesson17	173

大動脈			
	大動脈解離と大動脈壁在血栓における石灰化位置の違い	Lesson10（図3）	104
	大動脈解離の分類	Lesson10	105
	大動脈解離における真腔と偽腔の鑑別点	Lesson10	107

Part.1 頭部画像診断レッスン

- Lesson 1 脳の解剖，そして基準線をマスターする
- Lesson 2 超急性期脳梗塞を見逃すな！
- Lesson 3 髄膜がわかると病気がみえてくる！
- Lesson 4 くも膜下出血と間違えるな！
- Lesson 5 頭部外傷のCT・MRI
- Lesson 6 頭部MRAで脳動脈瘤を見つける！

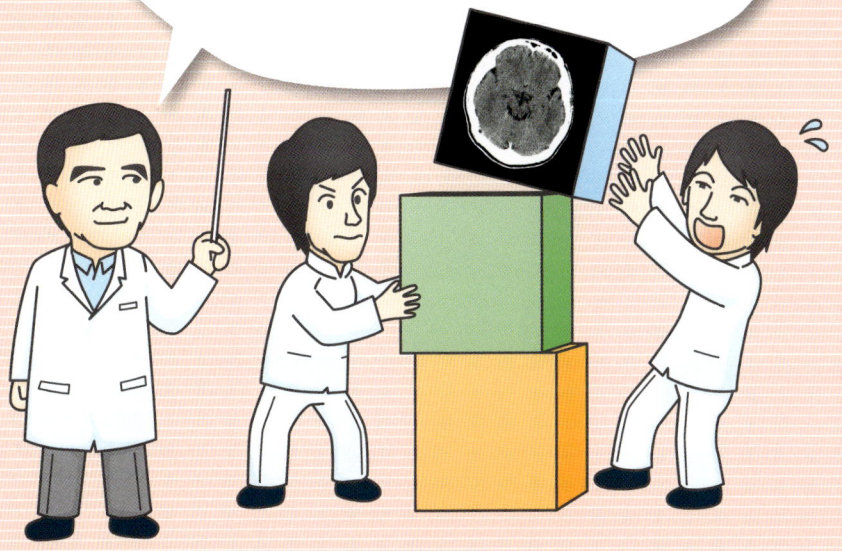

part.1 頭部 画像診断レッスン

Lesson 1 脳の解剖，そして基準線をマスターする
～頭部CTやMRIを自信を持って読影するために～

「画像診断レッスン」へようこそ！part.1では頭部の画像を見ていきます．まず，読影の要となる"脳の解剖"をおさえておきましょう．ここを理解しておくと自信を持って診断できるようになるので，ぜひマスターしてください．

症例 1 73歳女性．乳癌および膵癌の既往があり，肝転移にて経過観察中に意識障害をきたしたため，精査目的で頭部MRI検査が施行された

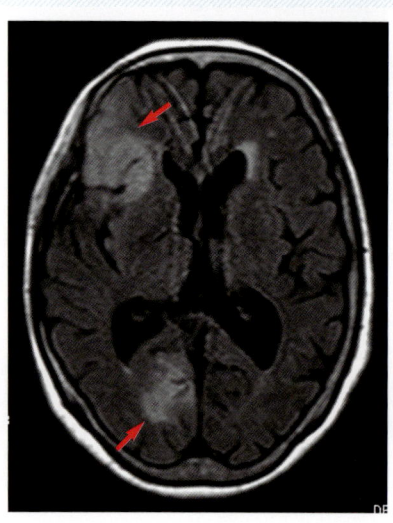

図1　FLAIR画像

● カンファレンス

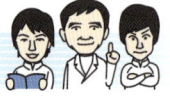

指導医：さあ，さっそくだけど所見はどうかな？　クイズ形式で画像を出していくので，まずはFLAIRの画像（図1）のみから病態を類推してみてね．

part. 1 　頭部画像診断レッスン

研修医：はい．意識障害があるためかこのFLAIR画像では体動アーチファクトが見られますが，右の前頭葉と後頭葉にそれぞれ比較的大きな高信号域が認識できます（➡）．悪性腫瘍の肝転移で経過観察中ということですので，この画像1枚からですと，まずは脳転移に伴う浮腫などが類推されます．神経学的所見や臨床経過にもよるでしょうが，鑑別として脳の感染症や脳梗塞なども挙がるかと思います．

指導医：なかなか素晴らしい答えだね．それでは今度は図1より少し頭側レベルの拡散強調画像（図2）を追加するよ．同一検査としてほぼ同じ時刻に撮像された画像だけれど，その鑑別診断は何か変わったかな？

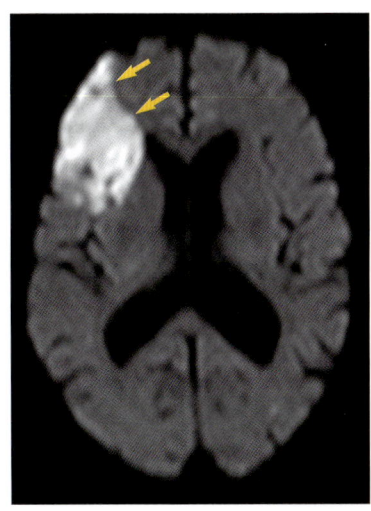

図2　拡散強調画像
（図1と同一時期に撮像）

研修医：そうですね…．右前頭葉の病変が拡散強調画像で明らかな高信号を呈しています．でも，私が勉強したところによると，急性期脳梗塞だけではなく，膿瘍などの感染性病変を含む種々の脳疾患でも，拡散強調画像で高信号になるそうです．脳転移に伴う浮腫は考えにくくなるとは思いますが，それ以外はこの拡散強調画像だけでは必ずしも鑑別は絞れないんじゃないでしょうか…．

指導医：そうだね．"拡散強調画像で高信号を呈する疾患の解釈"という点では先生の言っている通りだね．でも，その高信号域の分布という点ではどうだろう…．

研修医："分布"ですか？

指導医：そう．高信号域の広がりなんだけれど…．

若手放射線科医：右前頭葉の高信号域の広がりが，その前方内側で前大脳動脈/中大脳動脈境界領域にピッタリと一致する格好で，とまっていますね（➡）．

Lesson 1　脳の解剖, そして基準線をマスターする　　13

研修医：あっ，脳梗塞ですか．

指導医：そうなんだ．この症例は結果的に脳梗塞だったんだけれど，本症例のように前頭葉に生じた脳梗塞では症状や神経学的所見が不明瞭なこともあり，臨床的に必ずしも脳梗塞の診断がついていないこともあったりするので，注意が必要だね．

若手放射線科医：そういう状況でのCTやMRI診断においては，**脳の血管支配域（vascular territory）** は大切ですよね．例えば本症例の場合，**図1**が全く同じ画像でも，**図2**の拡散強調画像で高信号域が前大脳動脈／中大脳動脈境界領域でピッタリととまっているか，それともvascular territoryと全く無関係に乗り越えて広がっているかで診断が全く変わってきますから．前頭葉，側頭葉といった脳葉の

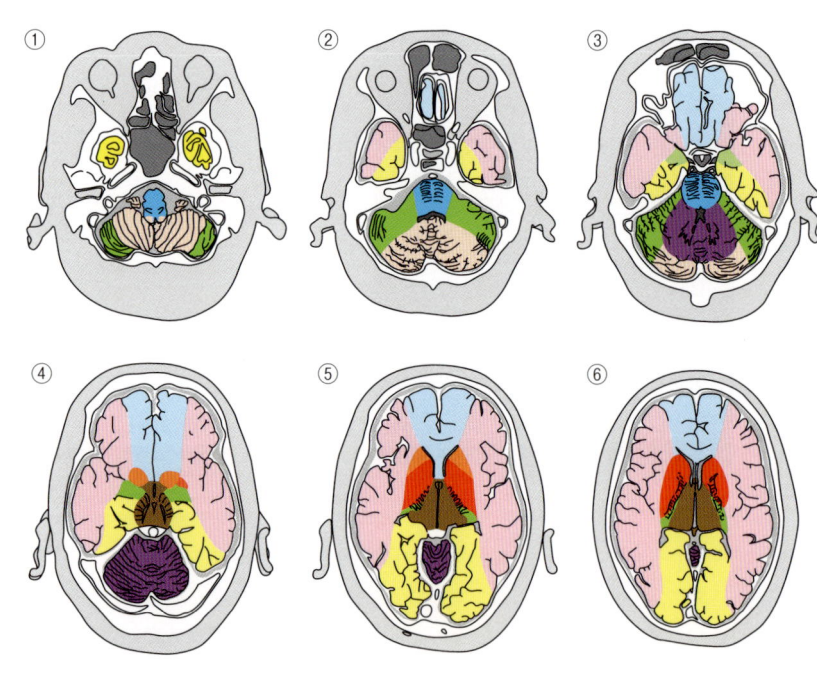

図3A　脳の血管支配域（vascular territory）　文献1より作成．

大脳の動脈の3本柱
- 前大脳動脈（ACA：anterior cerebral artery）領域
- 中大脳動脈（MCA：middle cerebral artery）領域
- 後大脳動脈（PCA：posterior cerebral artery）領域

小脳の動脈の3本柱
- 上小脳動脈（SCA：superior cerebellar artery）領域
- 前下小脳動脈（AICA：anterior inferior cerebellar artery）領域
- 後下小脳動脈（PICA：posterior inferior cerebellar artery）領域

part. 1　頭部画像診断レッスン

解剖を覚えるのも大切ですが，臨床の救急現場でタイムリーかつ的確な診断が必要という意味では，vascular territoryをマスターすることはもっと重要ですね．

指導医：まさにその通りだね．それでは重要性がわかったところでvascular territoryについて勉強していこうか．図3Aのシェーマが頭部横断像のvascular territoryになるよ．先ほどの図2は図3Aでは⑦のレベルに相当するね．

若手放射線科医：さらに脳動脈のシェーマを図4に示しますが，**中大脳動脈**（→）は大脳の**外側**を，**前大脳動脈**（→）は大脳の**内側（大脳縦裂側）の前方**を，**後大脳動脈**（→）は大脳の**内側（大脳縦裂側）の後方**をそれぞれ支配します．図3のvascular territoryとこの図4のシェーマを見比べると理解しやすいですね．

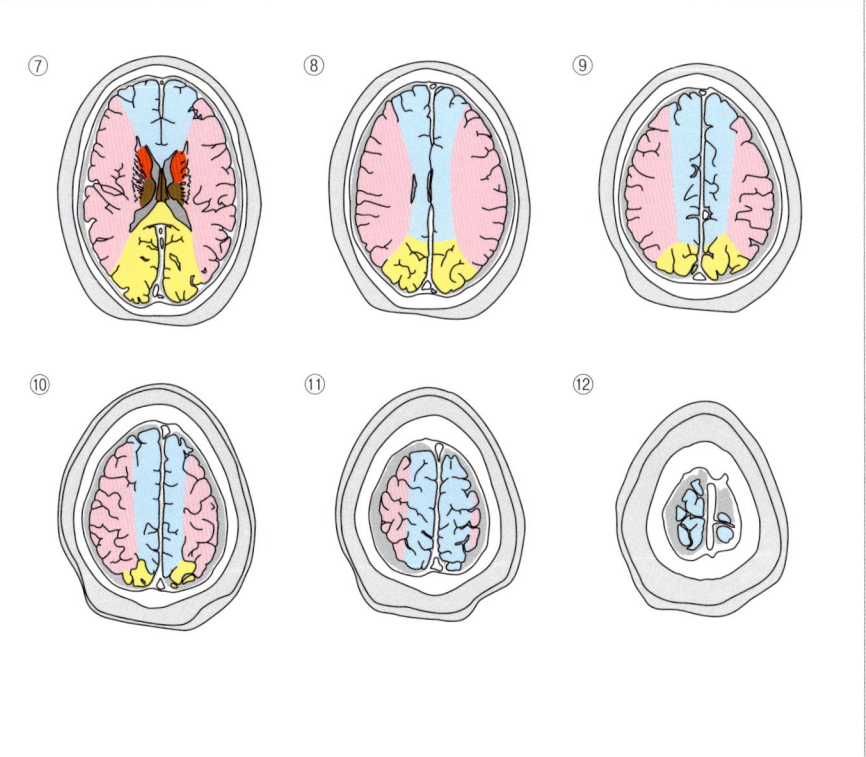

穿通枝領域，他
- 穿通枝領域：主に前大脳動脈（ACA）より
- 穿通枝領域：主に中大脳動脈（MCA）より
- 穿通枝領域：主に後大脳動脈（PCA）および後交通動脈（P-com：posterior communicating artery）より
- 穿通枝領域：前脈絡動脈（anterior choroid artery）より
- 椎骨動脈（VA：vertebral artery）および脳底動脈（BA：basilar artery）より直接分岐した枝で支配

Lesson 1　脳の解剖，そして基準線をマスターする

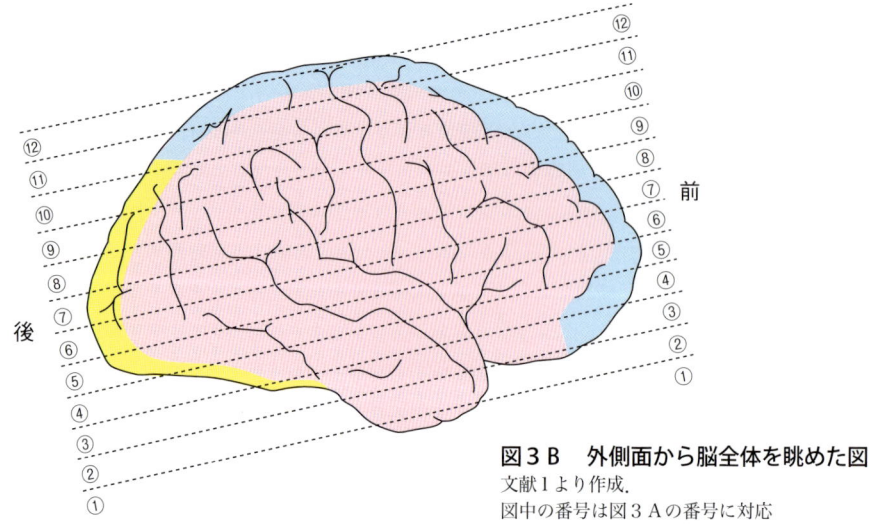

図3B　外側面から脳全体を眺めた図
文献1より作成.
図中の番号は図3Aの番号に対応

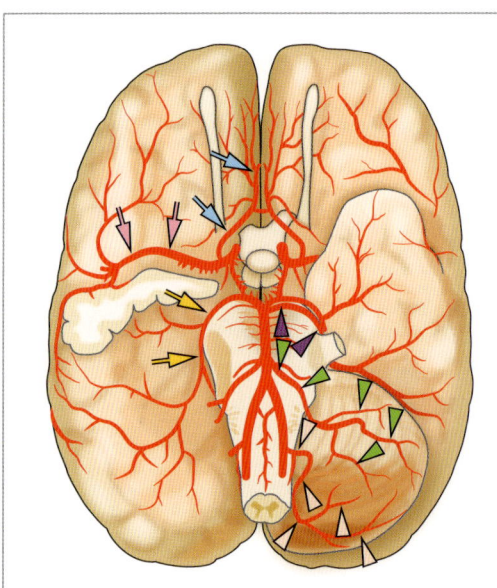

図4　脳動脈のシェーマ
文献2より作成.
▷：前大脳動脈　　▷：中大脳動脈
▷：後大脳動脈
▷：上小脳動脈
▷：前下小脳動脈
▷：後下小脳動脈
（下面から眺めたシェーマで，右側では小脳および側頭葉前方の脳実質をはずしてある）

16　画像診断に絶対強くなるワンポイントレッスン

part. 1　頭部画像診断レッスン

指導医：それではvascular territoryに関連してもう1例，症例を見ておこう．さて，所見はどうかな．

症例❷　75歳女性．自宅のトイレで気を失って倒れているのをヘルパーさんが発見

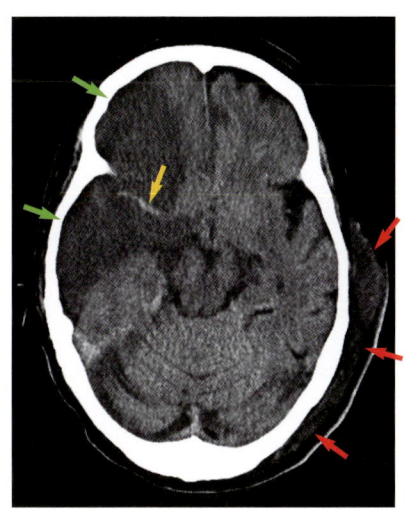

図5　頭部単純CT（救急搬送時）

研修医：今度こそはvascular territoryに注意して読影します．本症例では右中大脳動脈領域に一致した低濃度域が認められ（→），脳梗塞を考えます．

指導医：その通りだね．このスライスは図3Aのvascular territoryシェーマでは④のレベルに相当するね．さらに右中大脳動脈の血栓性閉塞を示すhyperdense MCA sign（Lesson 2「early CT sign」p29参照）も認められるね（→）．本症例は実は頭部を強く打撲した状態で発見され，左の側頭部から後頭部にかけて打撲による広範囲な皮下血腫も認められるのだけれど（→），救急搬送されていきなりこのようなCT画像を見せられても，頭部外傷という病歴に惑わされないようにしないといけないね．何よりも低濃度域がvascular territoryに一致していることが大切だよ．

研修医：なるほど．vascular territoryの解剖はとっても重要なのですね．ところで図3Aのシェーマを見ていて気付いたんですけれど，vascular territoryは小脳の方もあるんですよね．

Lesson 1　脳の解剖，そして基準線をマスターする　　17

参考症例 A　82歳，男性．左前下小脳動脈（AICA）領域の梗塞

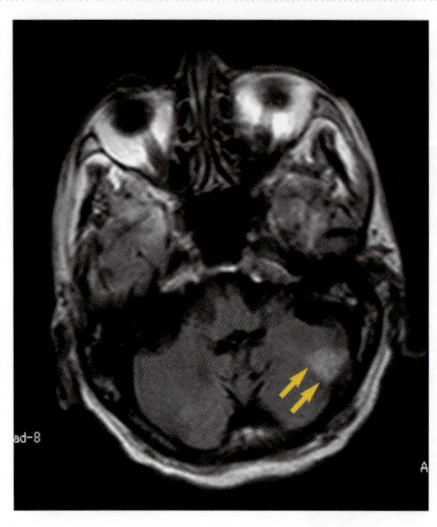

図6　FLAIR画像

若手放射線科医：そうですね．小脳に関しては，参考症例Aを見ていきましょう．前下小脳動脈（AICA）領域の小脳梗塞の症例ですが，FLAIR（**図6**）にて左小脳半球の前下小脳動脈領域に見られる高信号域が，**図3**②で示される前下小脳動脈と後下小脳動脈との境界領域でピッタリととまっているのがわかります（➡）．大脳の動脈の3本柱を前大脳動脈，中大脳動脈，後大脳動脈とすれば，**小脳の動脈の3本柱に相当するのが後下小脳動脈（PICA），前下小脳動脈（AICA），上小脳動脈（SCA）**です．

　図4のシェーマに示すように，**後下小脳動脈**（▷）は原則として左右の椎骨動脈からそれぞれ分岐し，小脳下方の後内側を支配します．一方で**前下小脳動脈**（▶）は左右の椎骨動脈が合わさって形成された脳底動脈から原則として分岐し，小脳下方の前外側を支配します．そして**上小脳動脈**（▶）は脳底動脈がその遠位端で左右の後大脳動脈になる直前から分岐し，小脳の上面を支配します．こちらも**図3**Aと**図4**を見比べると理解しやすいですね．

研修医：なるほど．よくわかりました．ところで図3Aをよく眺めると，何だか③〜⑦のレベルで大脳の内側に前大脳動脈でも中大脳動脈でも後大脳動脈でもない色のついた領域がいくつかあるようですが….

若手放射線科医：よく気が付きましたね．そこは**"穿通枝領域"**と呼ばれ，視床，内

包，基底核部などが穿通枝領域に該当します．穿通枝は前脈絡動脈のように内頸動脈から直接分岐するものもありますが，多くは前大脳動脈や中大脳動脈や後大脳動脈，あるいは後交通動脈から分岐します．ただそれらの動脈のかなり中枢側から分岐し，脳梗塞などの発症の際は図3の■，■，■で示した皮質枝領域とは違うbehaviorをとるため，皮質枝とは区別されて穿通枝領域と呼ばれているんです．それ以上の詳しい話は専門的になるので割愛しますが，**図7**に内頸動脈，前大脳動脈，中大脳動脈の穿通枝を，**図8**に後大脳動脈，後交通動脈の穿通枝をそれぞれ示しますので参考にしてみてください．

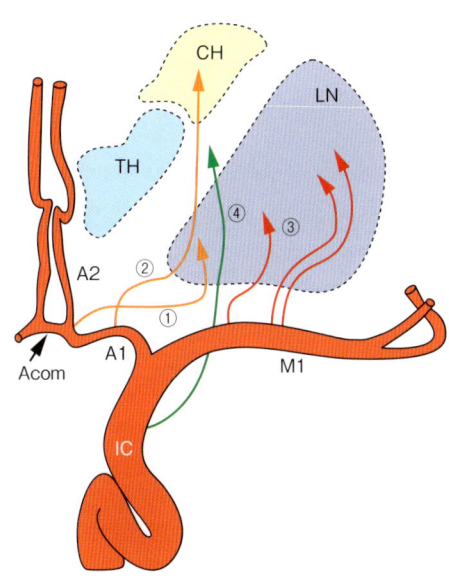

図7 内頸動脈，前大脳動脈，中大脳動脈の穿通枝
文献3より作成．
①Heubner反回動脈
②内側線条体動脈
③外側線条体動脈
④前脈絡動脈
A1：前大脳動脈A1部
A2：前大脳動脈A2部
Acom：前交通動脈
M1：中大脳動脈M1部
IC：内頸動脈
TH：視床・視床下部
CH：尾状核頭
LN：被殻，淡蒼球

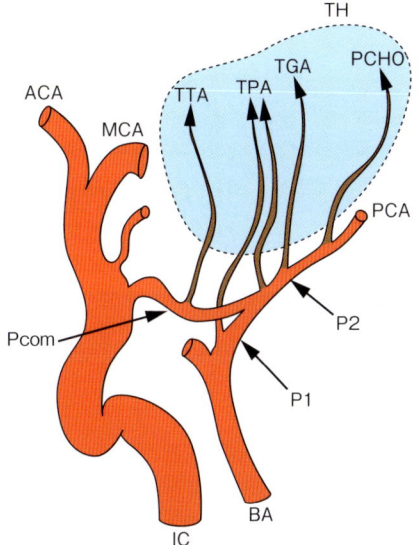

図8 後大脳動脈，後交通動脈の穿通枝
文献3より作成．
BA：脳底動脈
Pcom：後交通動脈
PCA：後大脳動脈
P1：後大脳動脈P1部
P2：後大脳動脈P2部
TTA：視床灰白隆起動脈
TPA：視床穿通動脈
TGA：視床膝状体動脈
PCHO：後脈絡動脈
IC：内頸動脈
ACA：前大脳動脈
MCA：中大脳動脈
TH：視床

> **ワンポイント！** 脳実質病変の分布を見る際にはvascular territoryも意識しよう
>
> ・同じ信号パターンでも，分布がvascular territoryに一致しているかどうかで鑑別が変わる．
> ・vascular territoryは**小脳および視床，内包，基底核部**などにも存在する．
> ・vascular territoryの分布は**脳葉の解剖とは異なる**．

指導医：それでは今度は前頭葉，頭頂葉 etc…といった"脳葉"についてマスターしていこう．ある病変が頭部CTやMRIで見つかって，脳外科や神経内科のドクターに紹介する際に，病変の部位が前頭葉か頭頂葉かもわからないのでは，紹介状を書くのにも困るからね．ではまず症例3を見ていこう．

症例❸ 65歳，女性．乳癌の既往があり，転移性脳腫瘍の検索目的で頭部MRI検査が施行された

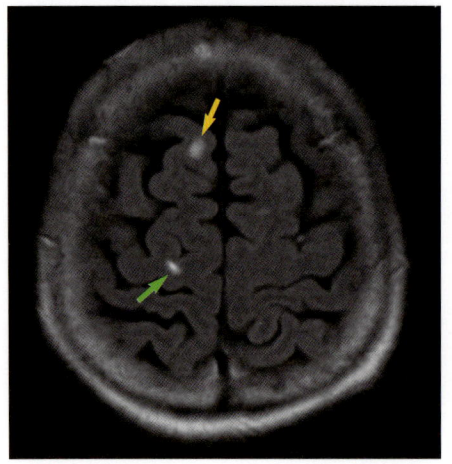
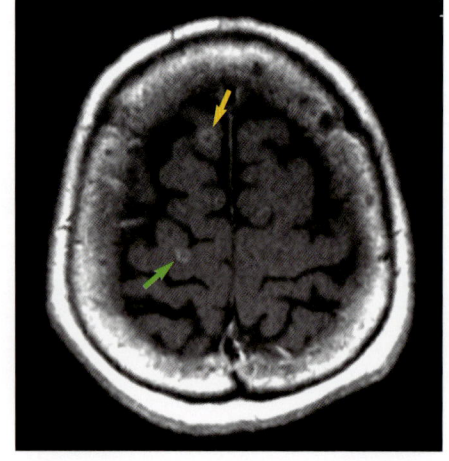

図9　FLAIR画像　　　　　　　　図10　造影後T1強調画像（Gd造影像）

若手放射線科医：FLAIR（図9）とGd造影像（図10）にて2個の病変が指摘されますね（➡️および➡️）．いずれもGd造影像でリング状に増強されており，転移性結節と考えられます．さて，この2個の結節が存在するのは，脳葉でいうとどの部位になると考えますか？

part. 1　頭部画像診断レッスン

研修医：ええっと，━▶の結節は間違いなく頭頂葉だと思います．━▶の結節もやや前方ですが，頭頂部なので一応は頭頂葉になるかと思います．

若手放射線科医：残念ながら不正解です…．━▶の結節は前頭葉になります．それから━▶の結節も"頭頂葉のド真ん中"というよりは，頭頂葉の前頭葉との境界部付近になるんです．

研修医：ええっ！　そうなんですか？

指導医：そうなんだよ．ただし基準線が適切に設定された正しい横断面であればという話だけれどね．

研修医：基準線？　正しい横断面？　どういうことでしょうか？

若手放射線科医：基準線の話は後で詳しく述べますね．まず脳葉の広がりを外側面から眺めると**図11**のようになります．基準線としてOM line（orbitomeatal line：眼窩耳孔線）に沿った断面スライス位置を重ねてあり，このスライスに沿った横断像が**図12**です．

研修医：なるほど．尾側から順に見ていくと，**図11**や**図12**の緑色で示される**側頭葉**はピンク色の**前頭葉**とシルビウス裂で境されていて，頭側にスライスが向かうにつれて側頭葉もどんどん後退していって，目安としては側脳室がなくなったくらいのスライス（**図12の⑧**）で緑色の側頭葉もなくなるという感じですね．黄色の**後頭葉**はこのレベルのスライスでも未だ頑張っているけれど，さらに2スライスくらいいくとなくなって，それより頭側（**図12の⑩以降**）レベルでは前半分が**前頭葉**，後ろ半分が**頭頂葉**という感じですね．

若手放射線科医：その"前半分が前頭葉，後ろ半分が頭頂葉"という**図12の⑩**のスライスレベルが，まさに**図9**や**図10**のレベルに相当するんです．

研修医：わかりました．だから**図9**，**図10**の━▶の結節が前頭葉で，━▶の結節が頭頂葉と前頭葉との境界部付近になるんですね．

若手放射線科医：そういうことです．こういった**脳葉の広がり**と，**先ほどのvascular territory**とは全く違う広がりをしていますので，両方を把握しておく必要があるんです．

指導医：そうだね．例えば同じ前頭葉でもvascular territoryが異なる部位があって，前頭葉の正中寄り（大脳縦裂側）は前大脳動脈支配だけれど，外側寄りは中大脳動脈支配になるんだ．

若手放射線科医：**図3A**と**図12**の横断像スライスを改めて見比べてみるとよくわかると思います．一例として，それぞれの図で⑥に相当する側脳室体部レベルのvascular territoryのシェーマを**図13**，脳葉のシェーマを**図14**として新たに示しますが，**図13**，**図14**の━▶で示す部分は前頭葉なのに（前大脳動脈領域ではなく）中大脳動脈領域，そして━▶で示す部分は後頭葉なのに（後大脳動脈領域ではな

Lesson 1　脳の解剖，そして基準線をマスターする

く）中大脳動脈領域であることがわかりますね．
研修医：本当ですね．初めて知りました．
若手放射線科医：また，同じ外側面から脳半球全体を眺めてみても，図11の脳葉の広がりと図3Bのvascular territoryとでは随分と広がりが違うのがわかりますね．
研修医：本当ですね．
指導医："たかが解剖，されど解剖"だね．解剖を軽んじないでしっかりとマスター

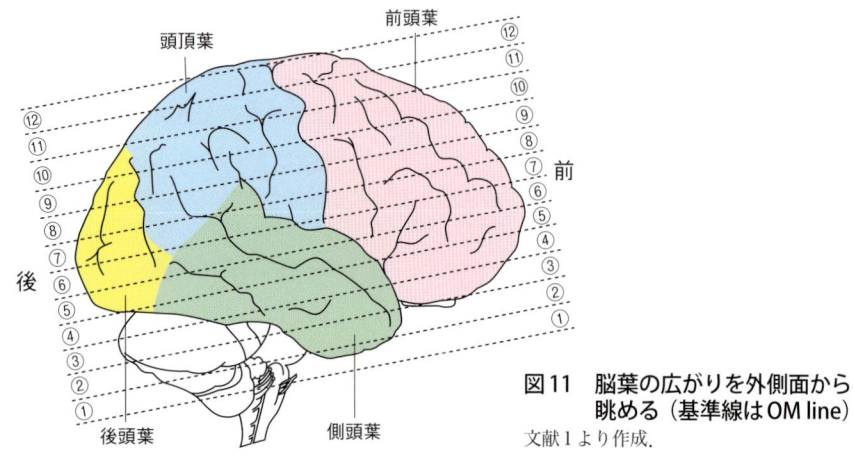

図11 脳葉の広がりを外側面から眺める（基準線はOM line）
文献1より作成．

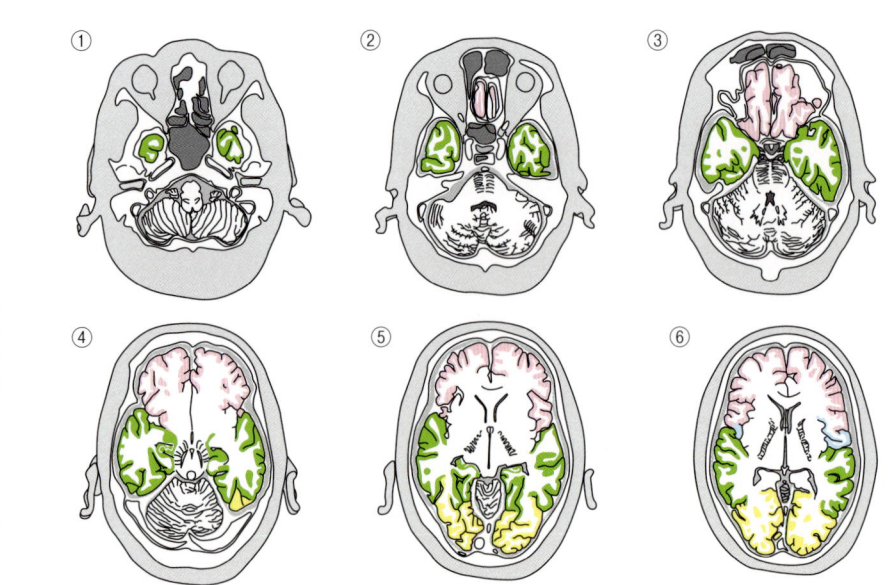

図12 横断像での脳葉の広がり（基準線はOM line） 文献1より作成．

part. 1 頭部画像診断レッスン

することで，より深く画像診断を身につけることができるんだよ．**画像診断のエキスパートの入り口は画像解剖にある**といっても過言ではないね．

研修医：名言ですね．

指導医：それでは最後に頭部CTやMRIの基準線についてマスターしよう．まずは症例を呈示するよ．

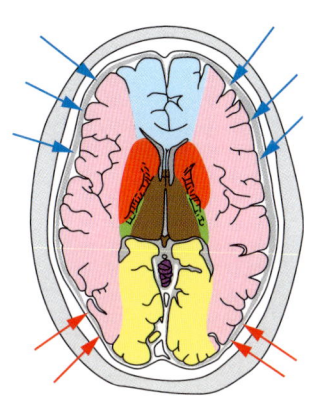

図13　vascular territory（側脳室体部レベル：図3A⑥に相当）
文献1より作成．

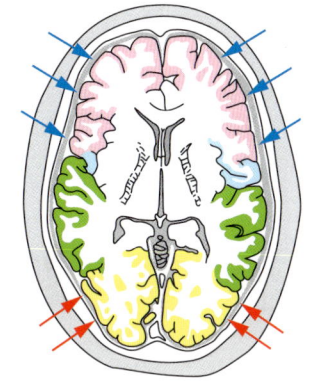

図14　脳葉の広がり（側脳室体部レベル：図12⑥に相当）
文献1より作成．

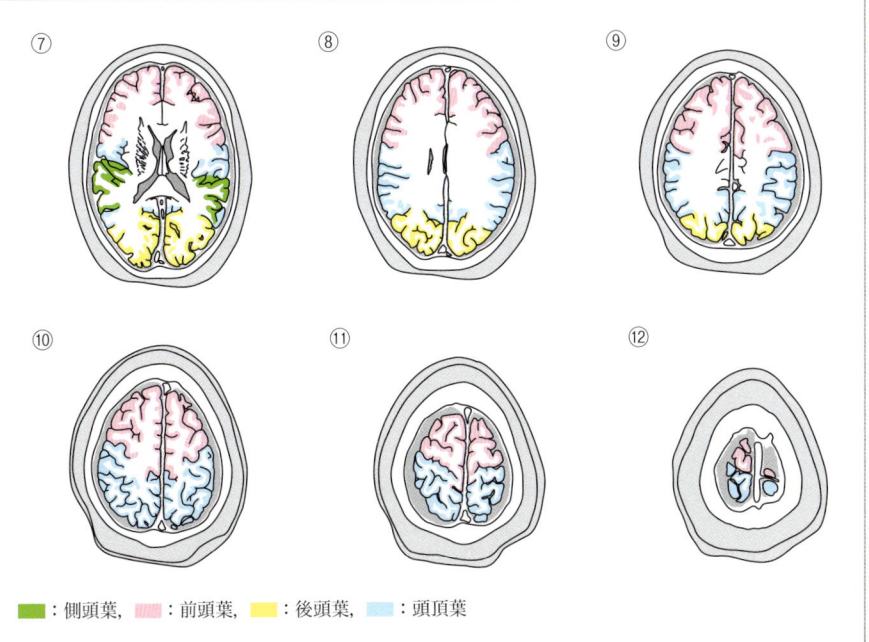

■：側頭葉，■：前頭葉，■：後頭葉，■：頭頂葉

Lesson 1　脳の解剖，そして基準線をマスターする

症例 4　71歳，男性．脳ドックにて脳虚血性変化の経過観察中

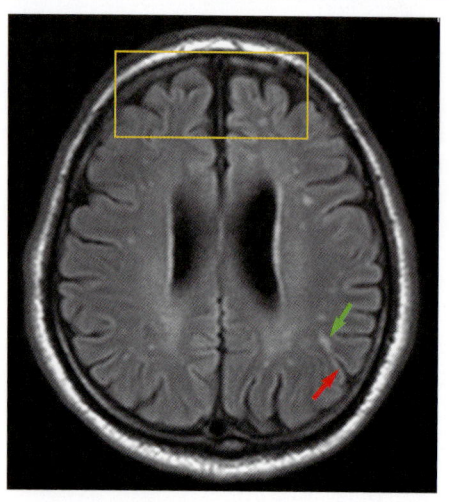

図15　FLAIR画像

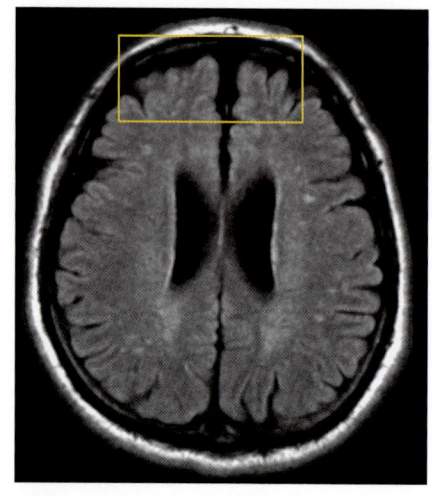

図16　5年前のFLAIR画像

若手放射線科医：図15はFLAIR画像ですが，両側大脳深部白質や皮質下白質に顆粒状の高信号域が多発していて，脳虚血性変化の状態ですね．図16はその5年前のFLAIR画像ですが，比較していかがですか？

研修医：はい．やはり5年も経つと脳虚血性変化が進行するみたいで，図15においては➡などで示される高信号域が5年前のFLAIR画像である図16より増強しています．

若手放射線科医：そう見えますか？ それでは…同じ5年前のFLAIR画像ですが，図16よりは1スライスだけ尾側レベルのFLAIR画像を図17に呈示しましょう．どうですか？

研修医：あれ？ 図15での➡の紡錘状の高信号域がこのレベルに存在しますか？ でも形が少し違うような…．

指導医：いい感じだね．どうしてだろうね．

研修医：う〜ん…よく観察してみると，図15と図16は"同じスライスレベル"といっても，前頭葉の黄色四角（□）の部位では脳回の形が微妙に違いますね．また図15と図17とでは，その"紡錘状の高信号域"に近接した脳溝は，➡の部位が同じ脳溝と推察されますが，脳溝の角度というか向きが少し違いますね．これは

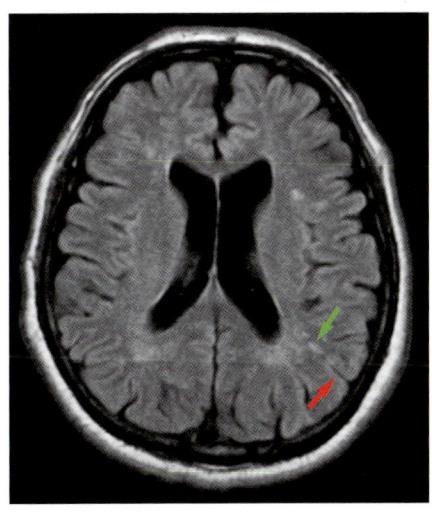

図17　5年前のFLAIR画像（図16より1スライス尾側レベル）

　一体…？

指導医：だんだん核心に迫ってきたね．それでは結論にいこうか．

若手放射線科医：はい．実は図15のFLAIR画像と図16，17の5年前のFLAIR画像とでは，撮像された横断像の角度が微妙に違うんです．

研修医：角度が違う？

若手放射線科医：はい．例えば同じ横断像であっても，前回は少し顎を引いてお辞儀したような体位で，今回は顎を上げて上を向いたような体位だと，脳室の形では一見同じようなスライスレベルであっても，脳実質は微妙に同じレベルが当たっていなかったりするんです．

研修医：なるほど．単に"前回と今回を比較する"といっても奥が深いんですね．

若手放射線科医：横断像同士を比較するときは，今の症例のように横断像の角度が同じかどうかを常に確認する必要がありますね．

研修医：どうやって確認するんですか？

若手放射線科医：横断像を撮像する場合，通常は"位置決め画像"として正中矢状断像（図18）が撮像されています．その位置決め画像上で，その横断像が正しい基準線で撮像されているかどうかを確認するんです．

研修医：正しい基準線？

若手放射線科医：ええ．頭部ルーチン横断像の基準線は，一般にCTではOM line（orbitomeatal line：眼窩耳孔線），MRIではAC-PC line（anterior commissure-posterior commissure line：前交連後交連結合線）とされていて，

Lesson 1　脳の解剖，そして基準線をマスターする　25

OM lineとAC-PC lineはほぼ同じ角度です．OM lineは眼窩中心（または外眼角）と外耳孔を結ぶ線，AC-PC lineは前交連（anterior commissure：AC）と後交連（posterior commissure：PC）とを結ぶ線で，図18の黄色線に相当します．ただしAC-PC lineを認識するのにはやや解剖学的な専門知識が必要になるので，臨床現場のMRI検査では**鼻根部と橋−延髄移行部（橋下端）とを結ぶ線**で近似されます．その鼻根部と橋−延髄移行部とを結ぶ線が図18の赤色線に相当します．

研修医：えっと…．鼻根部と橋−延髄移行部はどこになるんでしょう？
指導医："鼻根部"とは正中矢状断像で前面の輪郭の一番くぼんだ部位（図19の○），"橋"は矢状断像で脳幹部がポッコリと腹側に膨らんだ部位（図19の➡）だね．
研修医：なるほど．あの"ポッコリと"膨らんだ部位が橋で，その下端が橋−延髄移行部というわけですね．
若手放射線科医：MRIの横断像が正しい基準線かどうかは，その鼻根部と橋−延髄

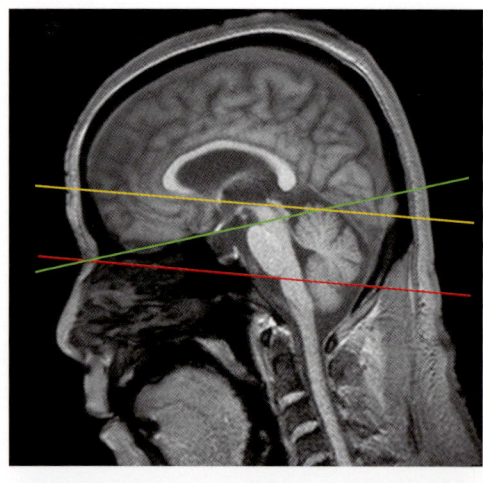

図18 位置決め画像（正中矢状断像）と基準線
── ：AC-PC line（≒OM line）
── ：鼻根部と橋-延髄移行部とを結ぶ線
── ：鼻根部と中脳-橋移行部とを結ぶ線（ドイツ水平線はこの線で近似）

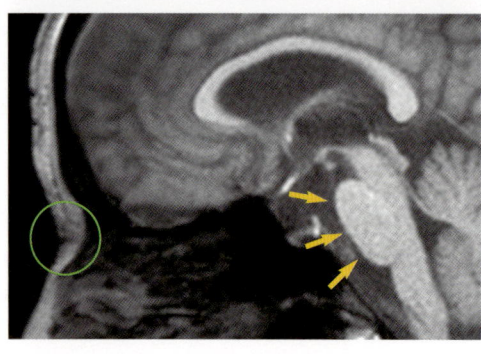

図19 鼻根部（○）と橋（➡）

移行部を結ぶ線の角度でちゃんと撮像されているかどうかを確認するんです．ただし，脳のルーチン画像はAC-PC lineですが，**眼窩や頭蓋底の検査の場合はAC-PC lineではなくドイツ水平線が基準線**とされています．この**ドイツ水平線は，鼻根部と中脳-橋移行部（橋上端）とを結ぶ線**（図18の緑色線）で近似されます．

研修医：要するに脳ルーチン画像は前面の一番くぼんだ鼻根部とポッコリ膨らんだ橋の下端を結んだ線，眼窩や頭蓋底の検査ではその鼻根部と橋の上端を結んだ線がそれぞれ基準線ということですよね．よくわかりました．今度から頭部の横断像をみるときには，位置決め画像にも注意するようにします．

ワンポイント！ 過去画像との比較では，基準線が同一かどうかに注意

・基準線が異なると，同一病変でも位置や形，大きさが異なるように見えてしまう．
・位置決め画像で基準線を確認しよう．

指導医：前回と今回とで横断像同士を比較する場合，基準線を意識するのとしないのとでは読影の正確性が全く違ってくるからね．これにvascular territoryや脳葉の正常解剖をしっかりとマスターしていれば，百戦錬磨の読影エキスパートになる入り口に立っているともいえるね．

研修医：頑張ります．特に頭部は救急の現場で迅速な画像診断が要求される状況も多いですからね．

指導医：そうだね．今回のLessonに加えて，次項以降のLessonである髄膜の解剖やearly CT sign，pseudo-SAH，頭部外傷のエッセンスなどをマスターすれば，エキスパートになれる日も近いよ！

文　献

1) 「CT診断のための脳解剖と機能系」（久留裕，他訳），医学書院，1986
2) 「ネッター解剖学アトラス原書第4版」（相磯貞和 訳），南江堂，2007
3) 「新版 よくわかる脳MRI」（青木茂樹 他 編著），学研メディカル秀潤社，2004

part.1 頭部画像診断レッスン

Lesson 2 超急性期脳梗塞を見逃すな！
～知っておきたいearly CT sign～

さて，いよいよここからは具体的な症例を挙げて，研修医も知っておきたい画像所見やそのポイントについて，実践的に解説します．前項のLesson 1「脳の解剖」も思い出しながらコーヒー片手に気軽に読んでみてください．本項では超急性期脳梗塞で認められるearly CT signについて取り上げます．

症例 85歳女性．数時間前に突然の左片麻痺，構音障害が出現し搬入された

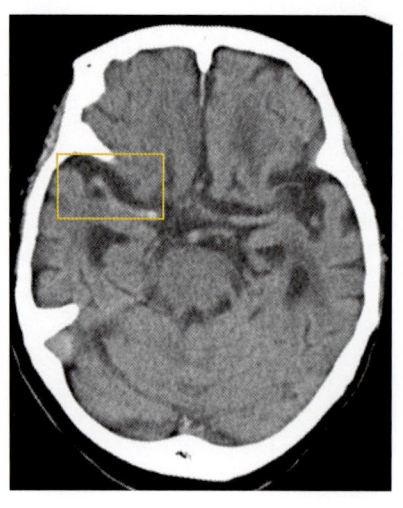

図1　単純CT（鞍上槽レベル）

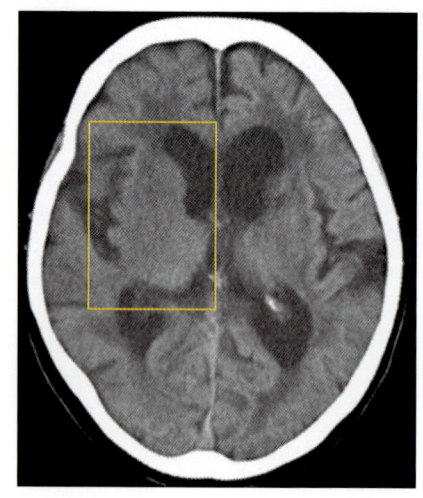

図2　単純CT（基底核部レベル）

● カンファレンス

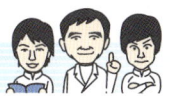

指導医：脳梗塞を疑い単純CTが施行されている（図1，2）．所見はどうだろうか？
研修医：臨床症状からは右大脳半球に梗塞がありそうですが…．加齢・虚血性変化と考えられる側脳室周囲の低吸収域が認められる以外には，よくわかりません．
若手放射線科医：CTで急性期脳梗塞を診断する場合，いわゆる "early CT sign" の確認が必要になります．以下 ワンポイント！ の所見に注目してみてください．

ワンポイント！ early CT sign

主に塞栓性の超急性期梗塞で認められ，t-PA（tissue-type plasminogen activator：組織型プラスミノゲン活性化因子）の適応を考えるうえでも重要な所見である．

hyperdense MCA sign：
　発症直後より出現．中大脳動脈（middle cerebral artery：MCA）内に血栓を反映した高吸収構造を認め，同部より末梢血管も血栓化を反映して高吸収になる．

レンズ核の輪郭不明瞭化：
　発症後1〜2時間で出現．レンズ核は穿通枝灌流領域で虚血に対して脆弱なため，より早期から輪郭が不明瞭化する．

皮質−白質境界・島皮質の不明瞭化：
　発症後2〜3時間で出現．皮質の吸収値が低下し，白質との境界が不明瞭になる．島皮質はinsular ribbonとも呼ばれ，外包・前障・最外包の部位に相当し，他部位よりも頭蓋骨のアーチファクトが少ないため観察が容易である．

脳溝の消失・脳実質の低信号化：
　発症後3時間以降に出現することが多い．浮腫性変化を反映した所見である．

研修医：本症例では右側のhyperdense MCA sign（図1□），レンズ核の輪郭不明瞭化や島皮質の不明瞭化（図2□）などが認められるのですね．あれ？MCAの高吸収部分に関しては，動脈硬化性変化による石灰化を見ている可能性はありませんか？
指導医：鋭い質問だね．確かに石灰化との鑑別が難しいケースもあるので，その点を意識して読影することは重要だね．石灰化では，①吸収値が血栓よりも高い点，そして（基本的に動脈硬化によるものなので）②ある部位だけに限局せずに両側性に広く認められることが多い点，③その他の急性期梗塞の画像所見に乏しい点

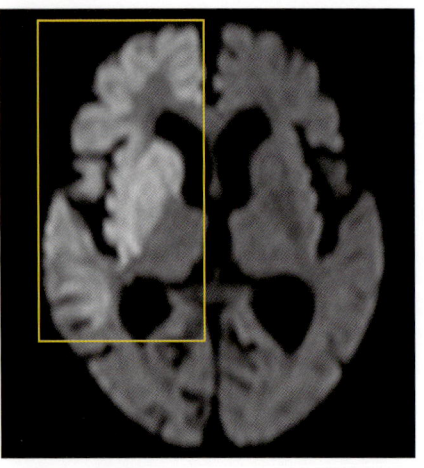

図3　拡散強調画像（基底核部レベル）

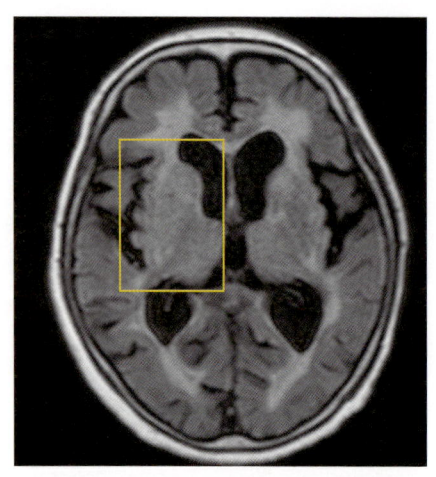

図4　FLAIR像（基底核部レベル）

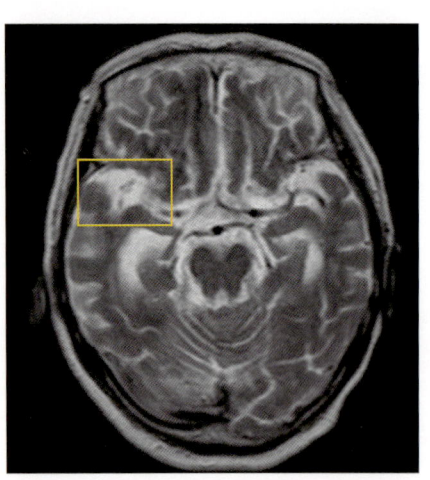

図5　T2強調画像（鞍上槽レベル）

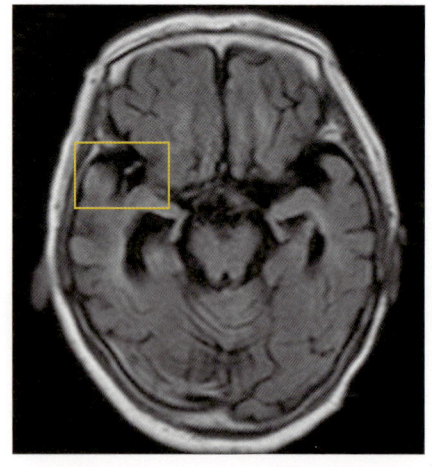

図6　FLAIR像（鞍上槽レベル）

などが鑑別のポイントになるね．そして何よりも臨床症状が大事であることを忘れてはならないね．

若手放射線科医：さて，次の検査はMRIです（図3～6）．超急性期梗塞を考慮して，拡散強調画像（diffusion weighted image：DWI）も含めて撮影されていますね．異常はわかりますか？

研修医：右中大脳動脈および前大脳動脈支配領域に一致して，DWIで高信号を呈し

ています（図3□）．FLAIR像ではレンズ核や尾状核頭部がわずかに高信号なようにも見えますが（図4□），DWIでの高信号に一致するような明らかな信号上昇は認められません．超急性期の脳梗塞を考えます．

指導医：その通り．超急性期ではDWIでのみ異常信号が描出されることが多く，FLAIR像で異常が明らかになるのには，遅い症例では発症後24時間程度経過した急性期以降になるともされている．それ以外に何か付け加えることはあるだろうか？

若手放射線科医：CTでのhyperdense MCA signのあった部位にほぼ一致して，T2強調画像でvascular flow void（血流のある部分が無信号に描出されること）の消失を認めます（図5□）．また，同部はFLAIR像でも高信号を呈しています（図6□）．これらは血栓を反映した所見と考えられ，FLAIR像での高信号"intra-arterial sign"あるいは"**hyperintense** MCA sign"と呼ばれることもあります．"hyper**dense** MCA sign"と"hyper**intense** MCA sign"とでは基本的には見ているものは同じで言い方が変わっただけですね．

研修医：CTではdensity（濃度），MRIではsignal intensity（信号強度）と表現されるからですね．

指導医：そうだね．そういう言葉の使い分けを意識することはとっても大切だね．early CT sign自体は1980年代の後半に提唱された概念で，当時は急性期脳梗塞をCTで早期診断できるというので脚光を浴びたんだけれど，その後にMRIの拡散強調画像が普及してあまり注目されなくなったという経緯もあるんだね．ところが最近になってrt–PA（recombinant tissue–type plasminogen activator：一般名アルテプラーゼ）に代表されるt–PA製剤が登場し，それによる血栓溶解療法の適応を決めるために再び注目されるようになった．rt–PAの適応は**脳梗塞発症3時間以内**であると同時に，中大脳動脈領域における**early CT signの範囲が1/3以下**であることが条件であるともされ（early CT signの1/3 MCAルール），出血の可能性が高い症例には使用しないという考え方だね．またt–PA製剤の適応とは関係なくても，MRIの拡散強調画像がどこの施設でも深夜・休日時間帯に必ず撮像できるわけではないので，CTだけで脳梗塞を早期診断できるという意義は臨床現場では大きいね．超急性期脳梗塞の症例に遭遇した場合は，積極的にearly CT signやhyperdense MCA signを探すようにしようね．

文 献
- 百島祐貴：急性期脳卒中の画像診断．Prog Med, 27：269-272, 2007
- 井田正博 他：脳虚血超急性期の早期検出．脳と循環, 11（3）：245-251, 2006
- 平野照之：急性期脳梗塞の頭部単純CT・拡散強調画像．分子脳血管病, 7（1）：78-85, 2008
- 平野照之 他：t–PA投与の判断と実際 Early CT signのみかたと効果の予測因子について．神経治療, 24（1）：25-32, 2007

参考WEBサイト：さらに勉強したい人のために

- MELT JAPAN/Early CT sign 判読トレーニング
  http://melt.umin.ac.jp/MELT_WEB_SWFObj_Final/index.html
- ASIST JAPAN/CT & DWI 初期虚血変化読影トレーニング
  http://asist.umin.jp/training/index.html
  ↑上記2点のサイトではearly CT signを実際にトレーニングできます.

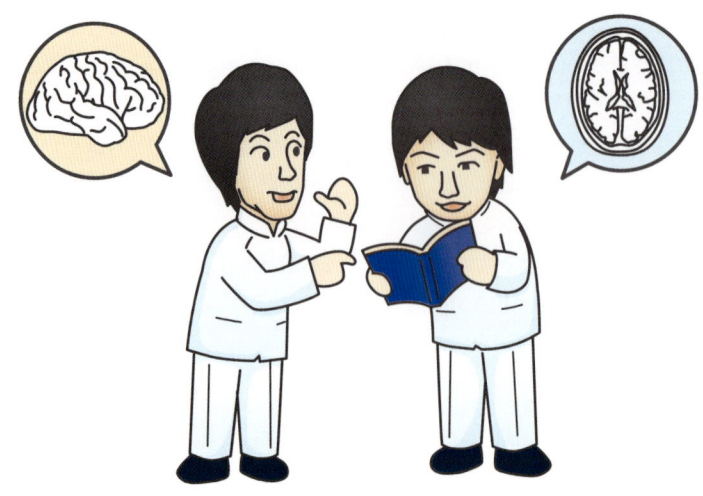

part.1 頭部 画像診断レッスン

Lesson 3 髄膜がわかると病気がみえてくる！
～症例から学ぶ髄膜とその周辺構造～

症例❶ 67歳男性．肺癌の脳転移検索目的に頭部MRIが施行された

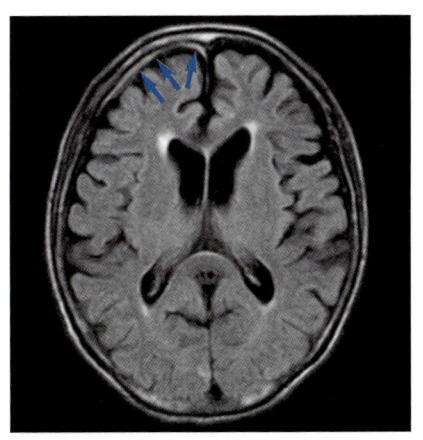

図1　FLAIR像（基底核部レベル）

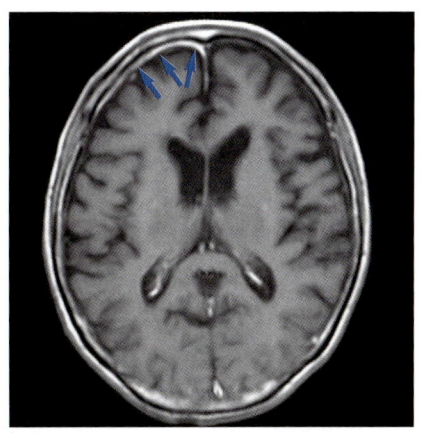

図2　造影T1強調画像（基底核部レベル）

● **カンファレンス**

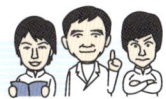

指導医：脳転移検索目的の症例だね．実はほかのスライスで脳実質に転移巣が描出されているのだけど，それ以外に注目してほしいことがあるのでこのスライスを呈示したんだ（図1，2）．何か異常に気づいたかな？

研修医：それ以外に注目してほしい…脳実質以外に，ということですか？

指導医：病変を見つけるときの基本の1つとして，左右差に注目することも大事だね．よく比較してみよう．

研修医：あっ！右前頭葉前面に位置する線状の構造が，左より明らかに目立っています！（→）

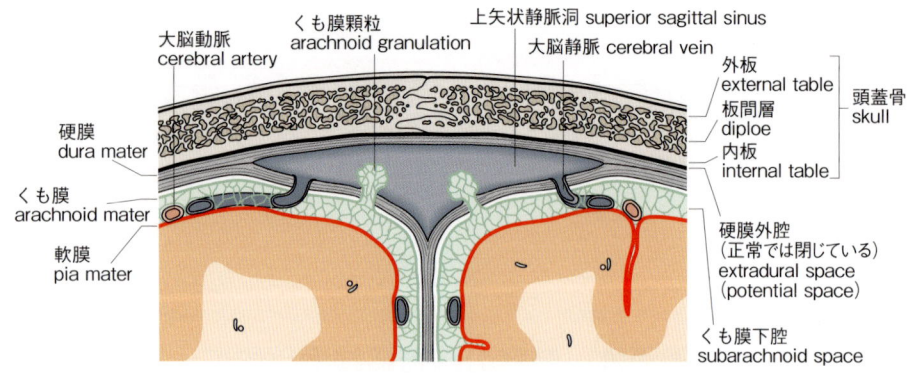

図3 頭蓋骨および髄膜とその間隙
文献1より引用．

若手放射線科医：よく気がつきましたね．それでは，その構造が何かわかりますか？
研修医：普段は脳実質以外をあまり気にしていないためか，よくわかりません．
指導医：それではまずは解剖を復習してみよう．頭部は外側から順に皮膚〜皮下組織，骨，髄膜があるのはわかるよね．皮下組織は脂肪の信号を反映してT1強調像，T2強調像，FLAIRのいずれでも高信号を呈する（脂肪抑制を併用しない場合）．そしてその内側にあるのが骨，つまり頭蓋骨になりますが，信号パターンはどうなると思うかな？
研修医：骨だから無信号になるんですよね！
指導医：骨＝無信号と覚えている人が多いのだけれど，骨にも緻密骨と海綿骨があったのを覚えているかな．緻密骨，すなわち皮質骨は石灰化成分が主体なので無信号になるのだけれど，海綿骨は間に骨髄を含み成人では一般に脂肪髄の状態にあるため，脂肪信号を反映して皮下組織と同様に高信号構造として認められるんだ（脂肪抑制を併用しない画像の場合）．頭蓋骨の場合，図3のように外板－板間層－内板の3層構造から成っていて，外板・内板は皮質骨なので無信号，板間層は海綿骨なので骨髄の信号を反映するんだ．
研修医：なるほど．そうすると今回の症例1で右前頭葉前面に厚く見えているのは，頭蓋骨の内側にある構造ですよね．髄膜でしょうか？
若手放射線科医：髄膜（meninges）というのは硬膜（dura mater），くも膜（arachnoid mater），軟膜（pia mater）を総称した名称ですね．最外側に硬膜があり，その直下にくも膜，その下には脳脊髄液が入っているくも膜下腔があり，最内側には脳に密着した軟膜があります（図3を参照）．

研修医：あれ？硬膜下腔もあったような気がしますが….

指導医：硬膜下腔は硬膜とくも膜の間に位置する空隙で，基本的には潜在腔なので，硬膜下水腫・血腫などの病変があったときにその存在が明らかになるんだ．ちなみに，硬膜下水腫とくも膜下腔の拡大は一見紛らわしいのだけれど，硬膜下水腫ではくも膜下腔の静脈が脳表側に圧排されるのに対し，くも膜下腔の拡大ではその内部を静脈が横切って認められることが鑑別点とされているんだ（症例2，図4）[2, 3]．また，内板と硬膜の間にも潜在腔である硬膜外腔があることも覚えておこう．

症例2　2歳男児．髄膜炎治療後のフォローアップMRIが撮影された

左前頭側頭部の脳実質と頭蓋骨の間のスペースが拡大し（→），くも膜下腔の静脈が脳表側に圧排されている．硬膜下水腫を示唆する所見である．

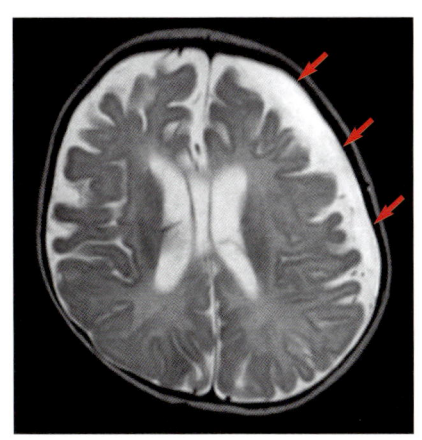

図4　T2強調画像（側脳室体部レベル）

研修医：それでは，髄膜はMRIで同定できるのでしょうか？

指導医：髄膜のなかでも，（軟膜やくも膜に比べて）厚い硬膜は非造影MRIでもFLAIR像などで描出されることがある．また，硬膜は血液脳関門をもたないために造影されるので，造影T1強調画像でその存在がより明瞭になるんだ．だから，髄膜病変を疑ったときは，確実に造影検査をオーダーしよう．さて，ここまでの解剖はわかったかな．

研修医：はい．（造影T1強調画像である）図2を外側から順にみると，**皮下組織（高信号）→外板（無信号）→板間層（高信号）→内板（無信号）→硬膜（一般には中等度の信号，本例では右側が肥厚し高信号：→）→くも膜下腔（著明な低信**

号）→灰白質となっているわけですね！　つまり，この症例では右前頭部の肥厚した硬膜が目立っているのですね（**図2拡大図**を参照）．

指導医：その通り！　本症例では肺癌の既往があり，また，1年前のMRIでは硬膜肥厚が認められなかった点などから，硬膜転移と診断されたんだ．

研修医：なるほど．ところで，髄膜のなかでも硬膜以外が肥厚することはないのですか？

若手放射線科医：もちろんありますよ．MRIでの髄膜の異常増強効果は，硬膜，硬膜下腔，くも膜が主体の"dura-arachnoid pattern"（DA型）と，もう1つはくも膜下腔，軟膜が主体の"pia-subarachnoid pattern"（PS型）に分けられます（**図5**）．また，両者が混在することもあり，これらは疾患の鑑別上も非常に重要です．

例えば，先程の硬膜転移（症例1）では限局性のDA型の増強効果を呈していますが，感染性髄膜炎などではDA型よりもPS型を呈しやすいとされています．症例3（**図6，7**）は小児の細菌性髄膜炎の症例ですが，前頭部を主体に脳表に沿うような異常増強効果，すなわちPS型の病変が認められますね（➡）．

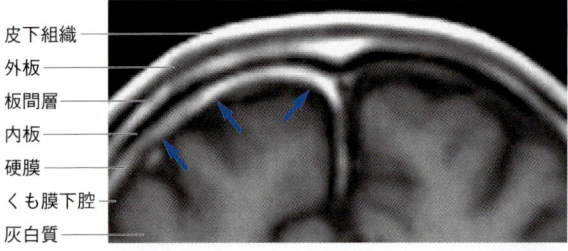

図2　拡大図

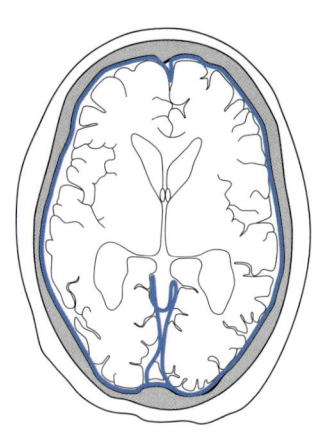

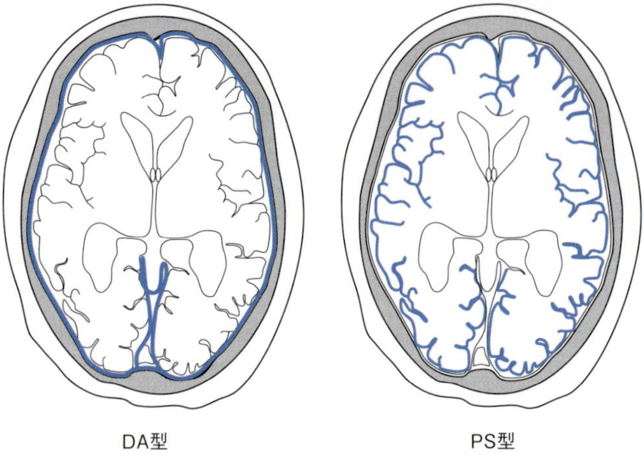

図5　2種類の髄膜異常増強効果パターン
文献4より作成．

part. 1　頭部画像診断レッスン

症例❸　10カ月，男児．発熱と項部硬直があり，髄液検査で細菌性髄膜炎と診断された

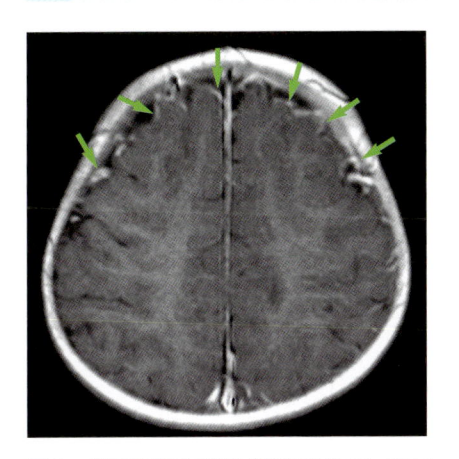

図6　造影T1強調画像（半卵円中心レベル） 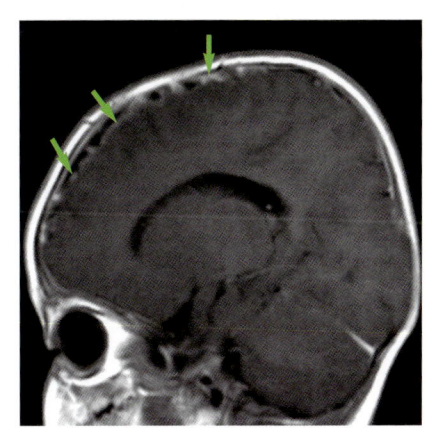　　図7　造影T1強調画像矢状断像（傍正中）

研修医：本当だ．これもうっかりしていると見落としかねないですね．

指導医：そうだね．髄膜はもともと認識しにくい構造であることに加えて，MRI装置や撮像法，脂肪抑制の有無，撮像断面，ウィンドウ幅・レベルなどによって見え方が変わることがさらに評価を難しくしているんだ[5]．

　　先程の症例1のように左右差で判断するのが有効なこともあるけれど，（特発性低髄液圧症候群に代表されるような）びまん性の硬膜肥厚を呈する疾患などでは，左右差がなくてその厚みで判断するしかない状況も生じうるんだ．硬膜の厚みは正常ではおおむね1 mm以下ともいわれているけど[5]，なかなかクリアカットにいかない部分もあるので普段から髄膜を意識して読影することで自分の病院の画像での正常範囲を理解し，もし異常があった場合は病変の主体となる髄膜（および髄膜腔）はどこなのか，そして広がりは限局性かびまん性かなどに留意していくことが大切だね．

　　ちなみに，髄膜の異常増強パターンや広がりとその原因疾患をまとめると**表**のようになるよ．

　　これから頭部のMRI画像を読影するときは，脳実質だけでなく"脳の外"にも着目するように心がけようね．

Lesson 3　髄膜がわかると病気がみえてくる！　37

表　髄膜の異常増強効果パターンや広がりとその原因

DA型	限局性	・髄膜腫などでの"dural tail sign" ・悪性腫瘍の硬膜転移 ・開頭術やシャント術後 ・サルコイドーシス ・関節リウマチ ・脳出血・脳梗塞・脳動静脈瘻近傍の硬膜 ・頭蓋の腫瘍・炎症近傍の硬膜　　　など
	びまん性	・開頭術やシャント術後 ・くも膜下出血後 ・髄膜炎（癌性髄膜炎を含む） ・特発性低髄液圧症候群　　　など
PS型	限局性	・サルコイドーシス ・Sturge-Weber症候群　　　など
	びまん性	・くも膜下出血後 ・各種薬剤の髄注 ・髄膜炎（癌性髄膜炎を含む） ・サルコイドーシス　　　など

文献6より作成．

文献

1)「グレイ解剖学」(Richard, L. D., et al. 著，塩田浩平 他 訳)，エルゼビア・ジャパン，pp. 782-786, 2007
2) Haines, D. E., et al.：The "subdural" space：a new look at an outdated concept. Neurosurgery, 32：111-120, 1993
3) McCluney, K. W., et al.：Subdural hygrome versus atrophy on MR brain scans："The cortical vein sign". AJNR, 13：1335-1339, 1992
4) Mrltzer, C. C., et al.：MR imaging of the meninges Ⅰ Normal anatomic features and nonneoplastic disease. Radiology, 201：297-308, 1996
5)「新版 所見からせまる脳MRI」(土屋一洋 他 編著)，秀潤社，pp. 119-129, 2008
6)「脳脊髄のMRI 第2版」(細谷貴亮 他 編)，メディカル・サイエンス・インターナショナル，pp. 299-311, 2009
・Osborn, A. G.：Brain tumors and tumor like processes.「Diagnostic neuroradiology」, pp. 517-523, Mosby, St. Louis, 1994

part.1 頭部画像診断レッスン

Lesson 4 くも膜下出血と間違えるな！
〜知っておきたい "pseudo-SAH" 〜

研修医：ああ，困ったことになりました….
若手放射線科医：どうしたんですか？
研修医：2日前に自分が救急当直で診た患者さんが先ほどフォローアップの頭部CTを撮影されたのですが，どうやらSAH（subarachnoid hemorrhage：くも膜下出血）みたいなんです．来院時の頭部CTでは異常がないと思ったのですが…．見逃しだったのかな．
若手放射線科医：これがその画像ですね（症例1）．

症例 1　20歳代男性．蘇生に成功した心停止．蘇生直後および蘇生2日後の画像

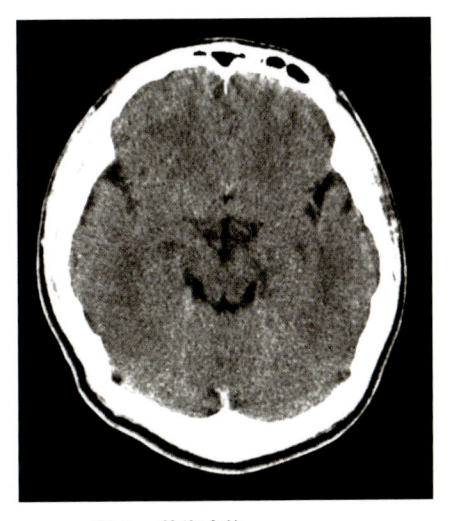

図1　蘇生直後
単純CT（鞍上槽レベル）

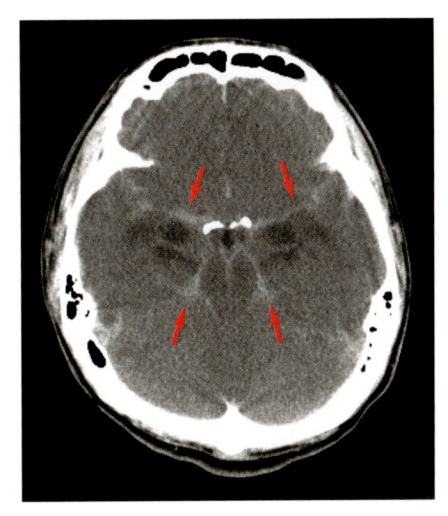

図2　蘇生2日後
単純CT（鞍上槽レベル）

Lesson 4　くも膜下出血と間違えるな！　39

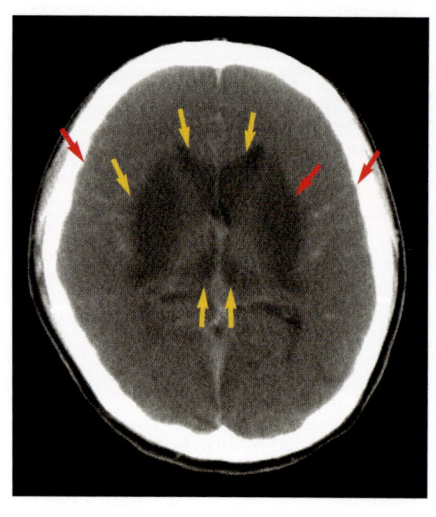

図3　蘇生2日後
単純CT（基底核レベル）

● カンファレンス

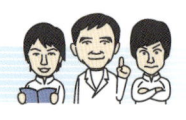

研修医：多量の飲酒後に倒れていたところを発見され，救急搬送された方です．モニター上asystole（心静止）でしたが，蘇生に成功しました．蘇生直後の頭部CT（図1）では出血等の異常所見を認めず，吐物の誤嚥による窒息が原因の心停止および蘇生後脳症と考えたのですが…．

若手放射線科医：確かに蘇生直後は異常がなかったのに，蘇生2日後のCT（図2，3）では迂回槽やシルビウス裂，脳溝などのくも膜下腔に高吸収域が新たに出現していますね（図2，3➡）．一見したらくも膜下出血を疑いたくなる所見です．でも，よくみると左右対称でびまん性なのがやや気になりますね．それから低酸素脳症のためだと思われますが，基底核や視床などの深部灰白質が両側性に低吸収域になっていて（図3➡），さらにびまん性の脳腫脹と脳実質の濃度低下も認められますね．この症例はSAHではないのでは…．

研修医：じゃあ，この高吸収域はいったい…？

指導医：おっ，なかなか興味深い症例を見ているね．

若手放射線科医：この症例はpseudo-SAHの可能性が高いと思うのですが．

研修医："ニセのくも膜下出血"ですか？？

指導医：それでは「鉄は熱いうちに打て！」という諺もあるくらいだから，先生が興味をもっている今のうちにpseudo-SAHについて勉強しよう．

part. 1　頭部画像診断レッスン

> **ワンポイント！** CT（やMRI）でくも膜下出血と似た画像所見を呈する場合がある！それを"pseudo-SAH"と呼ぶ！
>
> 低酸素脳症によるびまん性の脳浮腫で認められることが多い[1,2]．CPA（cardio-pulmonary arrest：心肺停止）後の低酸素脳症では20％に認められるとの報告もある[1]．

指導医：CTでのpseudo-SAHは，低酸素脳症以外では両側硬膜下血腫[3]，小脳梗塞[4]，脳炎や血管炎，大脳膠腫症（gliomatosis cerebri），低髄液圧症候群（脳脊髄液減少症）[5]，化膿性髄膜炎，造影剤投与後などでも認められたとの報告があるよ．

研修医：はじめて知りました．どうしてCTでSAHのように見えるのですか？

指導医：そうだね．それではまずは基本的なところから復習しよう．前項Lesson 3でも述べたように髄膜（meninges）は外側から順に硬膜（dura mater），くも膜（arachnoid mater），軟膜（pia mater）からなっていて，くも膜と軟膜の間，すなわち図4の緑部分がくも膜下腔になるので，ここの濃度が何らかの機序で上昇したものがpseudo-SAHということになるね．

研修医：なるほど．

指導医：脳実質は内頸動脈支配，そして硬膜は中硬膜動脈（middle meningeal artery）（図5）に代表されるように外頸動脈支配であることは知っていると思うけれど，図4の赤で示す軟膜あたりが内頸動脈支配と外頸動脈支配の境界領域になるんだね．すなわち軟膜の静脈は脳実質の方へ戻ろうとする流れもあるわけだけれど，脳実質が腫脹していると静脈血が戻りにくいので，右心不全のときに上

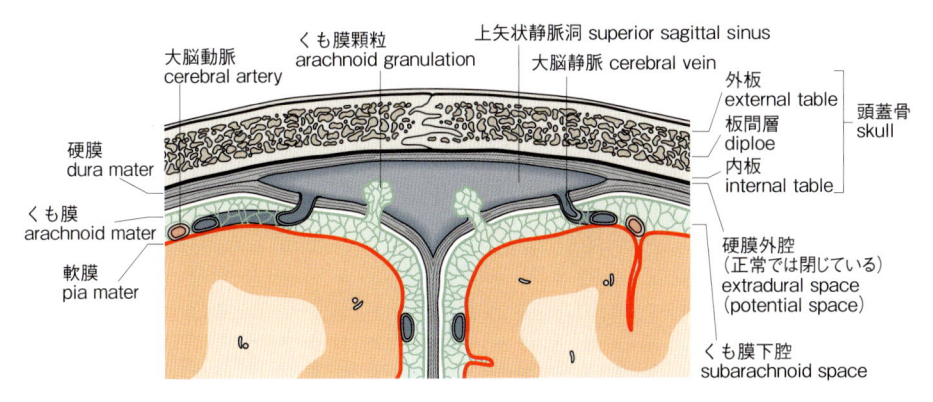

図4　髄膜（硬膜，くも膜，軟膜）およびその間隙　〜緑部分がくも膜下腔〜
文献6より引用．

Lesson 4　くも膜下出血と間違えるな！　41

大静脈や下大静脈が拡張するのと同じように**軟膜静脈（pial vein）が拡張する**と考えられているんだ．そうやって脳表面の静脈が拡張すると，静脈内の**血液は脳脊髄液や脳実質よりも濃度（CT値）が高い**ので，くも膜下腔が高吸収を示しているように見えるというのがpseudo-SAHの主な原因の1つだとされているね[2]．

研修医：血液の濃度が高い…？

指導医：頭部の単純CTで上矢状静脈洞や横静脈洞などの静脈洞が，脳実質よりも高い濃度を示しているのを覚えているかな．血管内の血液は脳実質よりもCT値が高いんだ．そして血液が血管の外に出て血腫になると，凝固して血漿成分が吸収されるためヘモグロビンが濃縮されてさらに濃度（CT値）が高くなる．

研修医：**血液のCT値はヘモグロビン濃度に依存**するんですね．

指導医：そうなんだ．だから貧血の患者さんでは血液のCT値は低くなり，多血症の患者さんではCT値は高くなる．これはなにも頭部CTに限ったことではないのだけれど，**頭部CTでは脳の灰白質と白質の濃度差をつけるためにウィンドウ幅（WW：window width）を狭く設定しているため，そういう濃度差が強調される**んだ．

若手放射線科医：頭部CT検査において血腫が石灰化と区別がつきにくいのも，脳脊髄液が空気と同じくらい真っ黒く表示されるのもウィンドウ幅を狭く設定しているからなんです．

指導医：その通りだね．

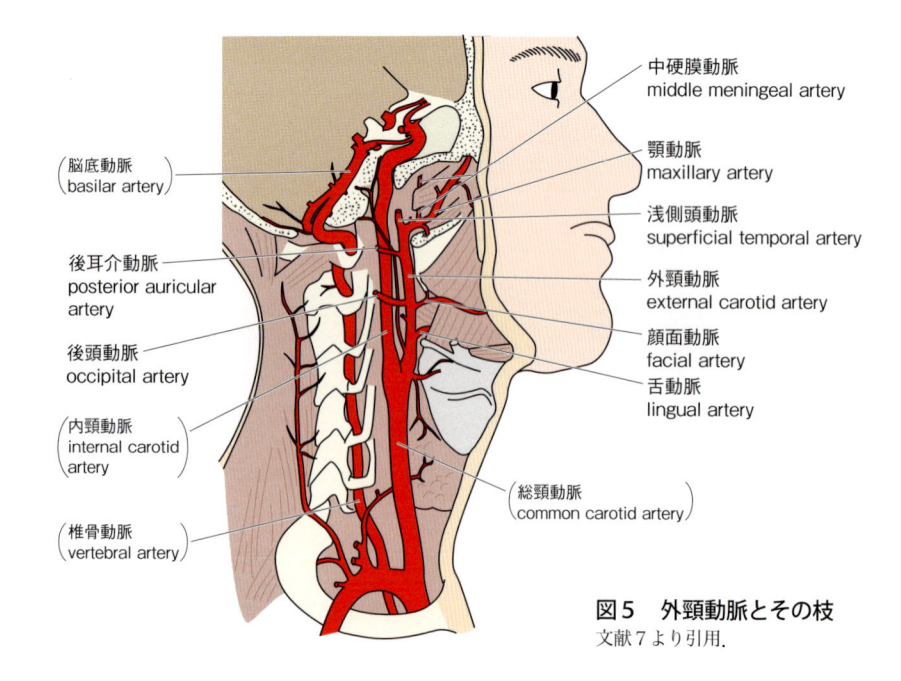

図5　外頸動脈とその枝
文献7より引用．

研修医：脳表面の静脈が拡張するとSAHのように見えるというのは，今のお話でだんだんわかってきました．その原因として低酸素脳症以外に両側硬膜下血腫，小脳梗塞，脳炎や脳の血管炎があるというのも脳実質が腫脹するという理由で何となくわかります．しかし，大脳膠腫症や低髄液圧症候群，化膿性髄膜炎，造影剤投与後というのはどうしてpseudo-SAHが起きるのか今一つピンとこないのですが…．

若手放射線科医：pseudo-SAHの原因自体まだ完全に解明されていないのですが，**大脳膠腫症**は異型グリア細胞が腫瘍形成をせずにびまん性に浸潤発育した状態なので脳実質のびまん性腫脹と類似の病態をとり得るでしょうし，**低髄液圧症候群**は頭蓋内圧はむしろ低下していますが頭蓋内の静脈拡張をきたすことで有名ですね．

指導医：**化膿性髄膜炎**については，脳脊髄液への膿性物質の貯留が原因にあげられているね[4]．**造影剤投与後**については，多量の造影剤を投与したり脳血管撮影後に起こることが報告されていて，脳脊髄液の濃度が上昇する機序は完全には解明されていないのだけれど，少量の造影剤が脳脊髄液に移行するとか，あるいは造影剤に限らず**血液脳関門**（BBB：blood-brain barrier）の透過性亢進や破綻による髄液タンパクの濃度上昇もpseudo-SAHの原因といわれているんだ[3]．

若手放射線科医：また，症例1の重度の低酸素脳症では**脳実質の吸収値が低下する**ことも相対的にくも膜下腔が高吸収に見える一因ですね[2, 8]．

研修医：なるほど．だいぶわかってきました．それで真のSAHとはどうやって見分ければいいのでしょうか？

指導医：いい質問だね．以下に鑑別点を整理しよう．

ワンポイント！ 真のくも膜下出血とpseudo-SAHの鑑別のポイント

① 真のくも膜下出血のCT値は約**60～70 HU**（Hounsfield unit）．pseudo-SAHでは一般に**30～40 HU**程度のことが多い[1, 2]．
② pseudo-SAHは一般に**びまん性**で**左右対称**[1]．
③ 脳浮腫が原因のpseudo-SAHでは**皮髄境界が不明瞭化**していることが多い[5]．
④ （静脈拡張が原因の）pseudo-SAHでは**造影効果を有する**[2]．

指導医：①のCT値の違いは先ほどの血管の中にある血液と外に出た血腫の濃度の違いでもあるね．②もびまん性の脳腫脹が原因であれば理解できる．③は脳自体の濃度が低下している"相対的な高吸収"の話と関連しているね．

若手放射線科医：その"相対的な高吸収"という意味が，CT値という絶対値を測定することでもわかりますね．静脈の拡張がpseudo-SAHの原因の1つですから，造影効果があることも理解できます．

指導医：ただし少量の出血の場合や亜急性期の血腫の場合，あるいは貧血で血液自体のCT値が低くなっている場合などでは真のくも膜下出血であっても，くも膜下腔のCT値が十分に高くならないことにも注意しようね．

若手放射線科医：少量の出血，亜急性期の血腫，貧血の患者さん…，いずれもくも膜下腔のヘモグロビン濃度が十分に高くならないということですね．

研修医：勉強になります．症例1の迂回槽のCT値を計ってみると…40 HUぐらいだ．本症例の血清ヘモグロビンは18.1 g/dLと貧血はないので，真のSAHとしては若干CT値が低いですね．

若手放射線科医：CT値だけでその成分まで言い当てるのは難しいけれど，高吸収域の分布や脳浮腫の存在などほかの所見も併せて考えると，本症例はpseudo-SAHが示唆されますね．

指導医：その通りだね．頭部CT検査での異常所見は，微細な濃度の差でしか現れないことも多い．だから異常を検出しやすいよう，ウィンドウ幅を狭めて表示させていることは先ほど述べたよね．そのため頭部CTでは軽度のCT値の上昇でも結構高吸収に見えてしまうんだ．これもSAHと間違える一因だね．電子化された画像参照システムを導入している病院ならCT値はモニタ上で簡単に計れるはずだ．迷う症例では面倒くさがらずにCT値を測定する習慣を身につけておきたいね．

　その他の鑑別点としてpseudo-SAHでは"SAHで認められるような所見を認めない"ということも重要だよ．例えばSAHとは違ってpseudo-SAHでは脳室内に血腫等は認めないし，pseudo-SAHでは所見が出現した後のフォローアップCTで経時的変化に乏しいことが多いんだ[1]．

若手放射線科医：真のSAHであれば時間とともにくも膜下腔の血腫が脳脊髄液の流れで洗い流されていきますが，pseudo-SAHであれば脳浮腫の状況が改善されない限り変化しないというのは理解できますね．それからもう1つの鑑別点として，MRIでもSAHとは異なる所見が得られますね．

研修医：SAHのMRIですか？　これまであまり意識していませんでした．どんな所見があるのですか？

指導医：これは最近のトピックスとして重要なのでぜひ覚えておこう．以下にまとめるよ．

ワンポイント！　くも膜下出血のMRI[9]

- **FLAIR**では，急性期〜亜急性期（発症数日から1週間程度）のSAHが高信号として描出される！　特にCTで血腫の吸収値が低下する亜急性期以降ではCTよりも検出率が高い．
- **T2強調画像**および**T2*強調画像**では，血腫は一般に低信号となる．

part. 1　頭部画像診断レッスン

指導医：症例2はMRIの方がCTよりも検出が優れていた亜急性期のくも膜下出血の症例だよ．

症例❷　70歳代女性．1週間前に後頸部痛，両肩痛が出現していた．構音障害とふらつきが増悪したため救急搬送された

搬送後のCTおよびMRI．

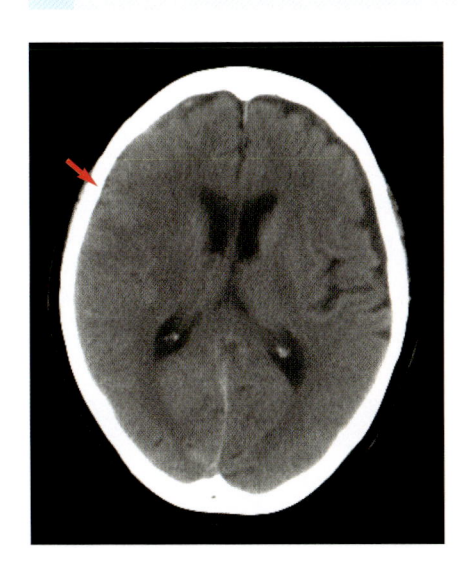

図6　単純CT（側脳室体部レベル） 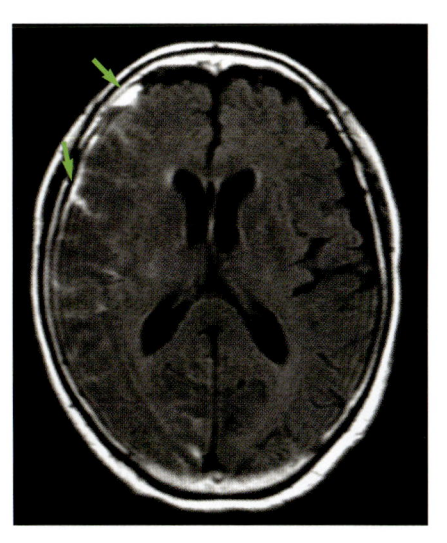　　　図7　MRI FLAIR（側脳室体部レベル）

研修医：CT（図6）では高吸収というほどではありませんが右側のくも膜下腔が対側と比べて濃度上昇を示しており，大脳皮質と同じくらいの濃度になっています（➡）．

若手放射線科医：SAHは発症後，経時的に濃度が低下していきますので亜急性期に脳実質と同じくらいの濃度になることが起こりうるんです．

研修医：もし左右差がなかったら，萎縮のない脳との鑑別が難しくなりますね．若年者だったらうっかり見落とすかもしれません．

若手放射線科医：この症例のMRI所見はどうですか？

研修医：MRIのFLAIR（図7）では，SAHが明瞭な高信号になっています（➡）．MRIの方がCTよりもわかりやすいですね．

指導医：この症例では血管造影で右IC–PC（内頸動脈–後交通動脈）部にSAHの原

Lesson 4　くも膜下出血と間違えるな！　45

因となった動脈瘤が確認されているんだ．SAHは発症後，時間が経つとCTでの描出能が低下してきて，その時期になるとMRIがCTの描出能を上回るんだ．SAHを疑っているけれど発症後少し時間が経ってCTで所見がはっきりしない場合は，積極的にMRIもオーダーするようにしようね．

若手放射線科医：ただMRIにもSAHと紛らわしい画像を呈する病態（MRIのpseudo-SAH）がある点は要注意ですね．

指導医：そうだね．FLAIRでのくも膜下腔高信号は，**髄膜炎やもやもや病，脂肪腫，低髄液圧症候群，高濃度酸素吸入中**などいくつかの病態でも認められることが知られているね[10]．また，**脳脊髄液の流れによる動きや血管の拍動，金属の存在**によるアーチファクトでも見られることがあるんだ[10]．だからFLAIRでのSAHの診断には注意が必要で，臨床情報ともしっかり照らし合わせることが重要だね．

さあ，それでは復習も兼ねて最後の症例に挑戦しよう．次の症例3はどうかな．

症例❸ 20歳代男性．5カ月前より重症脳炎で入院中

瞳孔不同が出現し精査目的にて頭部CTが施行された．瞳孔不同出現10日前のCTと出現時のCT．

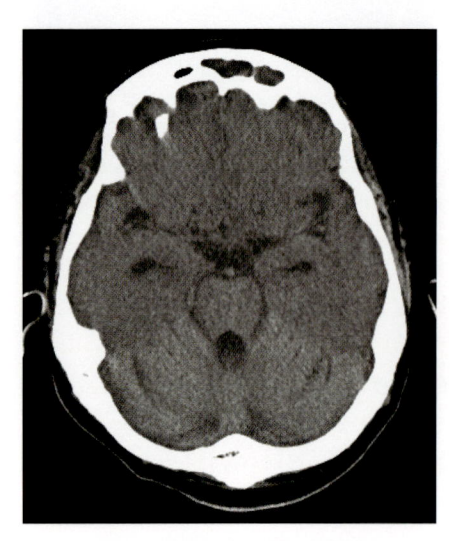

図8　瞳孔不同出現10日前
単純CT（鞍上槽レベル）

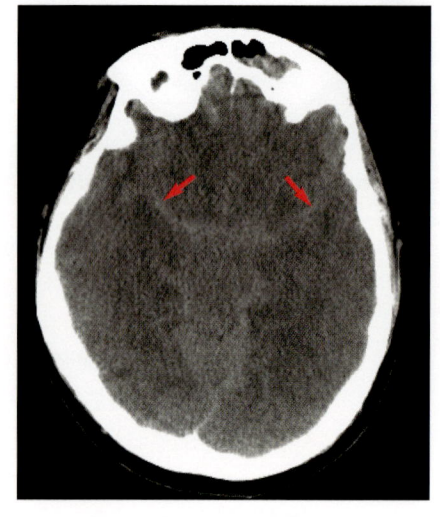

図9　瞳孔不同出現時
単純CT（鞍上槽レベル）

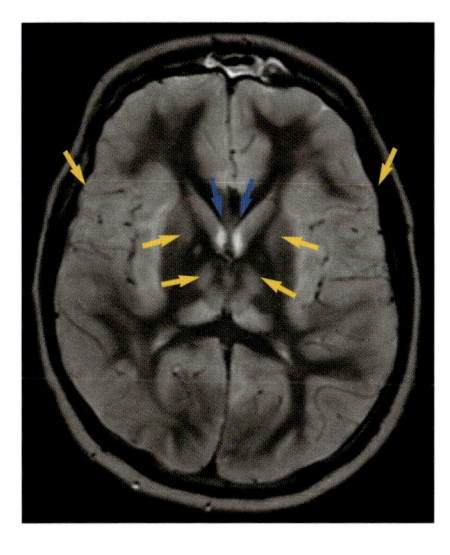

part. 1　頭部画像診断レッスン

図10　瞳孔不同出現4日後
MRI T2強調画像（基底核レベル）

研修医：まず瞳孔不同出現時のCT（図9）では，びまん性に脳実質の濃度が低下しており，皮髄境界も不明瞭です．脳浮腫の所見です．くも膜下腔には左右対称性の濃度上昇が認められますが（図9➡），迂回槽のCT値を測定してみると…30HU程度ですね．先ほどから話に出ている"相対的な濃度上昇"で，脳浮腫に伴うpseudo-SAHを考えます．

指導医：その通り．実力がついたね．ちなみに瞳孔不同出現10日前のCT（図8）ではくも膜下腔の濃度上昇はないね．さらに本症例の瞳孔不同出現4日後のMRI（図10：T2強調画像）を見てみようか．

研修医：う〜ん…．まず，皮質や基底核，視床にびまん性の信号上昇が認められます（図10➡）．さらに，びまん性の皮質の腫脹が認められ，脳溝や脳室が狭小化しています（図10➡）．

若手放射線科医：何らかの原因で低酸素脳症を併発したと考えられますね．

指導医：そうだね．神経細胞を有する灰白質の方が，主に神経線維からなる白質よりも低酸素に弱いので，びまん性に大脳皮質や基底核が信号上昇や腫脹を示すのは低酸素脳症を示唆する所見だね．この方は残念ながらCTから3週間後に亡くなってしまって，病理解剖が行われたのだけれど，くも膜下出血の所見はなく辺縁系脳炎と低酸素脳症の所見だったんだ．

　血管造影や腰椎穿刺などの不必要な侵襲的検査を行うことがないよう，"pseudo-SAH"という概念やその原因をしっかりと認識しておきたいね．また同じpseudo-SAHでもCTのpseudo-SAHとMRI（FLAIR）のpseudo-SAHでは原因がかな

Lesson 4　くも膜下出血と間違えるな！　　47

り異なるので，CTのpseudo-SAHを疑ったらMRIで，MRIのpseudo-SAHを疑ったらCTでそれぞれ確認するという選択肢も知っておきたいね．pseudo-SAHをマスターすれば，真のSAHの読影能力もワンランクスキルアップするよ．

文献

1) Yuzawa, H., et al. : Pseudo-subarachnoid hemorrhage found in patients with postresuscitation encephalopathy: characteristics of CT findings and clinical importance. Am J Neuroradiol, 29 : 1544-1549, 2008
2) Given, C. A., et al. : Pseudo-subarachnoid hemorrhage: a potential imaging pitfall associated with diffuse cerebral edema. Am J Neuroradiol, 24 : 254-256, 2003
3) 大野晋吾 他：くも膜下出血と鑑別を要した若成人両側性慢性硬膜下血腫の1例．脳神経, 56 : 701-704, 2004
4) Barton, B. R., et al. : Pseudo-subarachnoid hemorrhage in cerebellar infarction. Neurocrit Care, 7 : 172-174, 2007
5) Thomas, G. L., et al. : Pseudosubarachnoid haemorrhage on CT brain scan: An unusual presentation of diffuse hypoxic brain injury. Intensive Care Med, 33 : 2038-2040, 2007
6) 「グレイ解剖学」(Richard, L. D., et al. 著，塩田浩平 他 訳), pp.782-786, エルゼビア・ジャパン，2007
7) 「ネッター解剖学アトラス　原書第4版」(相磯貞和 訳), 南江堂, 2007
8) Al-Yamany, M., et al. : Pseudo-subarachnoid hemorrhage: a rare neuroimaging pitfall. Can J Neurol Sci, 26 : 57-59, 1999
9) 「新版 よくわかる脳MRI」(青木茂樹 他 編著), pp.234-235, 秀潤社, 2004
10) 野口 京：くも膜下出血の画像診断―典型および非典型例―．画像診断, 908-920, 30 : 2010

part.1 頭部 画像診断レッスン

Lesson 5 頭部外傷のCT・MRI
～その適応と診断のエッセンス～

> **症例 1** **42歳男性．自転車走行中にトラックに衝突され救急搬送された**
>
> 血圧 135/101 mmHg，心拍数 90/分，SpO₂ 98％（room air），意識レベル Ⅱ-20/JCS，10（E4V2M4）/GCS．頭蓋内病変の評価目的に頭部CTが撮影された．

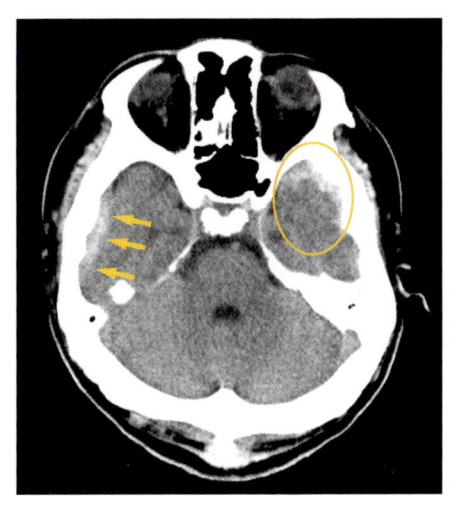

図1　頭部CT（橋レベル）　　　図2　頭部CT（放線冠レベル）

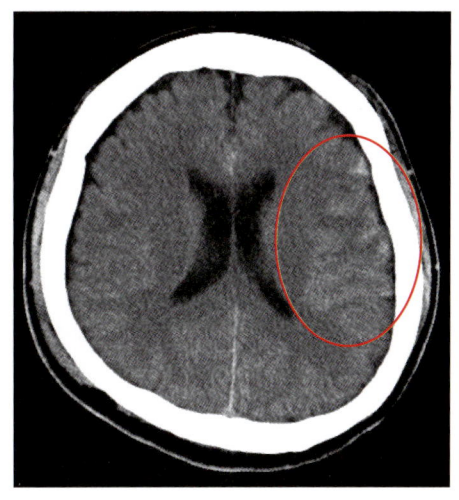

● カンファレンス

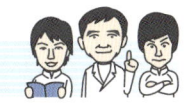

指導医：今回は頭部外傷だね．さて，最初の症例のCT所見はどうかな？
研修医：右側頭骨の内側に血腫と考えられるやや厚みをもった板状の高吸収構造（図1 ➡）を認めます．硬膜下血腫でしょうか？

Lesson 5　頭部外傷のCT・MRI　49

表　硬膜外血腫と硬膜下血腫の鑑別ポイント

硬膜外血腫	硬膜下血腫
・外傷側（coup）にできる	・外傷側（coup），およびその対側（contrecoup）のどちらにもできる
・縫合線を越えては広がらない（矢状縫合は例外）	・縫合線を越えて広がる
・大脳鎌や小脳テントを越えて広がる	・大脳鎌や小脳テントを越えては広がらない
・静脈洞の外側にある	・静脈洞の内側にある
・境界が明瞭（厚い硬膜が境界する）	・境界は相対的にやや不明瞭
・両凸レンズ形（内圧が高く mass effect が強い）	・三日月形

文献1より作成．

若手放射線科医：そうですね．硬膜下腔や硬膜外腔やその周囲の髄膜構造についてはLesson 3（p34）でも勉強しましたが，特にサイズの小さい血腫の場合は病変が硬膜下か硬膜外かの判断が難しいこともありますね．硬膜下血腫と硬膜外血腫の鑑別に関しては表を参照してください．ただし急性硬膜外血腫の約2割は硬膜下血腫を伴っているともいわれていますので[2]，両者が同時に存在するケースもあることは頭の片隅においておきましょう．

指導医：そうだね．通常，硬膜は頭蓋骨の内板としっかりと固着してるんだけれど（p34参照），頭蓋骨内板の骨折により硬膜動脈が損傷されると，高い圧の動脈性出血が固着した内板と硬膜との間を剥がすように働き，正常では存在しない硬膜外腔を出現させて**両凸レンズ形**の硬膜外血腫が形成されるんだ．**特に中硬膜動脈は内板の血管溝にしっかりと埋まり込んでいるので骨折による損傷を受けやすく，急性硬膜外血腫の約3/4は中硬膜動脈領域（特に骨が薄い側頭部）に起きるとされているんだ**[1, 2]．また高齢者は硬膜と内板の固着が非常に強いため硬膜外血腫ができにくく（早期に圧迫止血されてしまう），また乳幼児は骨が柔らかくて骨折しにくいうえに硬膜動脈の血管溝が浅いため動脈損傷が起こりにくい．結果として急性硬膜外血腫は重篤な外傷の機会も多い20歳代〜30歳代に多いんだ．これとは逆に外傷性くも膜下出血の場合は，基本的にくも膜下腔を横切る架橋静脈の破綻で起きるので，くも膜下腔が広い乳幼児や高齢者に起きやすいんだ．

研修医：へーえ．同じ外傷性の頭蓋内出血でも種類によって好発年齢が違うんですね．

指導医：そうだね．それから表1の鑑別表に関しては，確かに血腫が硬膜下か硬膜外かの鑑別も大事なんだけれど，どちらの血腫であっても「緊急治療が必要かどうか？」という観点からは**血腫が急激に増大していないか，正中偏位が出現していないかなどを経時的にフォローすることがさらに重要**だよ．また，一般的には硬膜下血腫の方が硬膜外血腫よりも脳実質の損傷を伴う可能性が高いこともあり，

予後不良とされているね．

研修医：ところで**中硬膜動脈の血管溝**の話で思い出したんですけれど，頭部外傷のCTで骨折を見ようと骨条件にすると，血管溝と骨折の鑑別が難しいことがあるんですけれど…．

指導医：そうだね，鑑別が難しいこともあるけれど，いくつか鑑別の目安はあるよ[2]．血管溝はその名のごとく頭蓋骨の血管が通っている溝なので，基本的には血管と同じく屈曲蛇行し枝分かれがあり，徐々に細くなる．また発生・発達の過程で形成されているものなので，椎体の血管溝などと同様に溝の辺縁は硬化性変化で縁どられている．そして血管溝が内板か外板のどちらか一方に存在することが多いのに対して，骨折では外板と内板にまたがっていることが多い．また骨折では加えられた外力に沿って直線状で，急性の骨折であれば辺縁に硬化性変化の縁どりはない．さて，症例1に関してその他の所見はどうかな？

研修医：左側頭葉前部にも出血を示唆するような不整な高濃度域が認められます（図1○）．その病変は皮質を含んでいて，一部は白質にも達しているようです．

若手放射線科医：そうですね．これは**脳挫傷**ですね．

ワンポイント！ 脳挫傷（cerebral contusion）[1,3]

- **概　念**　そもそも"挫傷"とは，一般に皮膚表面には開放性損傷を伴わないのに，内臓などの深部に外力による損傷が起きることを指し，破裂などの重篤な状態ではなく比較的表層的な損傷を指す[1,2]．脳挫傷は**皮質灰白質を含む脳実質表層の損傷**であり，斑状の出血巣周囲に浮腫や壊死を伴う．**前頭葉下部や側頭葉前部に多い（病変部位が特徴的！）**．

- **臨　床**　脳幹の病変，あるいはサイズの大きい血腫といった重篤な合併症を伴わない軽度の脳挫傷は，局所の巣症状を残すことがあるのみで一般に**予後は良好**とされている．

- **画像所見**　皮質から皮質下白質を主体に，CTでは浮腫や壊死を反映する低吸収像と出血を反映する高吸収像が混在して認められる．MRIでは浮腫や壊死はT2強調画像やFLAIR画像で高信号，T1強調画像で低信号を呈し，出血や血腫は時期や組成，パルスシーケンス，磁場強度によりさまざまな信号を呈する．上述のように外力の関係で前頭葉下部や側頭葉前部に好発するため，CTでは小さな病変は骨からのアーチファクトで見落とされることがあり，小病変の検出にはMRIが有用である．特にFLAIRの冠状断像や微小出血の検出に鋭敏なT2*強調画像（後述）が有用とされている[4]．

研修医：脳挫傷は脳内血腫とは違うのですか？

指導医：脳挫傷は「脳実質の破壊とこれに伴う出血を指す病態」と定義されているので，たしかに多かれ少なかれ出血は伴っているよね．外傷における脳挫傷と脳内血腫は全く別の疾患ではなく，浮腫が主体であるものを脳挫傷と呼び，出血が主体であるものを脳内血腫と呼ぶようだね[1]．

若手放射線科医：本症例でそれ以外に何か所見はありますか？

研修医：左前頭葉〜側頭葉の脳溝に沿うように高吸収域が認められます（図2○）．くも膜下出血と思われます．

指導医：その通りだね．外傷による脳挫傷があれば多少なりともくも膜下出血は存在しうるので，外傷性くも膜下出血そのものはあまり問題にならないのだけれど[1]，重要なのはくも膜下出血の症例に遭遇したときは**どんなに外傷歴がはっきりしていても常に脳動脈瘤破裂などの否定が必要**ということだね．くも膜下出血による意識障害や神経症状が先に起こった可能性があり，その結果として転倒や交通事故を起こしたかもしれないからね．動脈瘤をどの程度疑うかにもよるけれど，CT血管造影（CT angiography：CTA）やMR血管造影（MR angiography：MRA）による精査も検討しなくてはいけないね．「頭部外傷のCTで全例にCTAを依頼するのは非常識だけれど，外傷性くも膜下出血のMRIでMRAを省略するのは不適切である」という名言もある[1]ので参考にしよう．

若手放射線科医：本例ではCT撮影の1週間後にMRIが撮影されていますね（図3，4）．このMRIで何か気づいた点はありますか？

研修医：はい，FLAIRではCTで認められた部位に一致して，硬膜下血腫（図3➡），

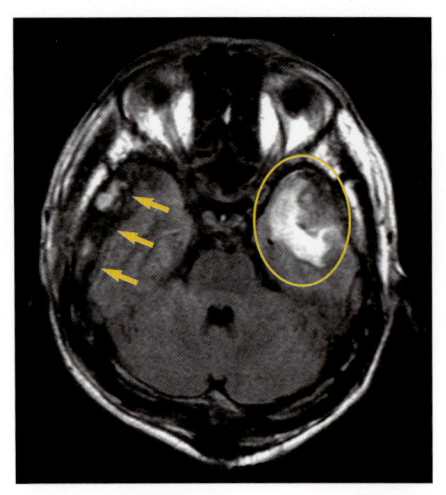

図3　FLAIR画像（橋レベル：救急搬送時から1週間後）

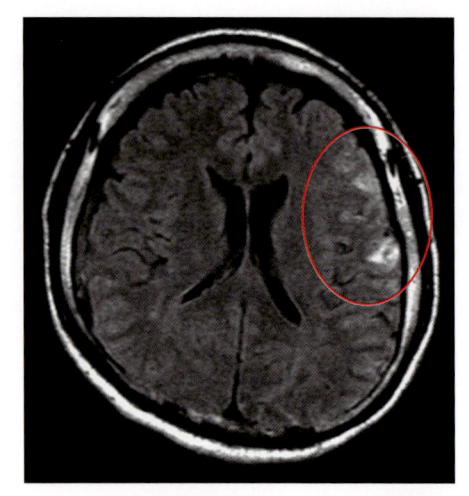

図4　FLAIR画像（放線冠レベル：救急搬送時から1週間後）

part. 1　頭部画像診断レッスン

脳挫傷（図3〇），くも膜下出血（図4〇）をそれぞれ示唆するような（浮腫や出血を反映した）高信号・低信号域が混在して認められます．CTに比べて随分検出能が高いように思われますが，なぜ最初からMRIが撮影されなかったのでしょうか？

指導医：するどい質問だね．たしかにMRIは微小な病変の検出に優れているのだけれど，一般には緊急時の頭部外傷の検査にはCTを優先すべきとされているね．

ワンポイント！　頭部外傷におけるMRIの適応について[2]

基本的に緊急時の**頭部外傷の画像診断はCT**が優先される．MRI撮影の必要性は以下の理由から一般的には高くないとされている．

① **CTの方が緊急に対応しやすく検査時間も短い**

② **MRI検査には禁忌事項が多い**：外傷による重要臓器近傍への金属片混入，ペースメーカー植込みの既往などの確認は緊急時には困難なことも多く，またすでに救命救急処置としての整形外科的なデバイス装着や生命維持装置などが装着されている場合はMRI検査の施行は容易ではない．

③ **MRIでは検出困難な病変がある**：頭部外傷で重要な骨折線の確認にはCTの方が優れている．それ以外にも異物金属，気脳症の空気などの検出にはCTの方が有効である．

④ **緊急手術を要するような血腫の検出能はCTでもMRIでも変わらない**：MRIのみで検出されるような微小な出血は，一般的には臨床的に大きな問題にならないことが多い．

⑤ **CTでは頭部と同時に胸腹部などの検査も可能**：特に交通外傷や転落事故といった高エネルギー外傷では，頭部のみならず頸部，胸部，腹部〜骨盤部の全身チェックを一度に行うことが，治療方針を決めるうえでも予後を占ううえでも重要である．検査部位が異なるたびに検査台から起き上がってコイル交換しなければならないなど，全体の検査時間に膨大な時間を要するMRI検査は緊急時の全身チェックには不向きである．

研修医：なるほど．緊急時はCTが第一選択なんですね．

若手放射線科医：ただし，緊急時の頭部外傷でもMRI検査が絶対に必要という状況もありますよ．

研修医：それは一体…？

若手放射線科医：CT所見では軽症にみえるのに意識レベルが悪い症例が良い適応といえますね．つまり，"**びまん性軸索損傷（diffuse axonal injury：DAI）**"の診断に非常に有効です．次の症例で確認しましょう．

症例❷　20歳女性．バイク走行中に乗用車と衝突し救急搬送された

血圧 90/60 mmHg，心拍数 84/分，SpO$_2$ 100％（room air），意識レベル Ⅲ-200/JCS，6（E1V2M3）/GCS．頭蓋内病変の評価目的に頭部CTが撮影された．

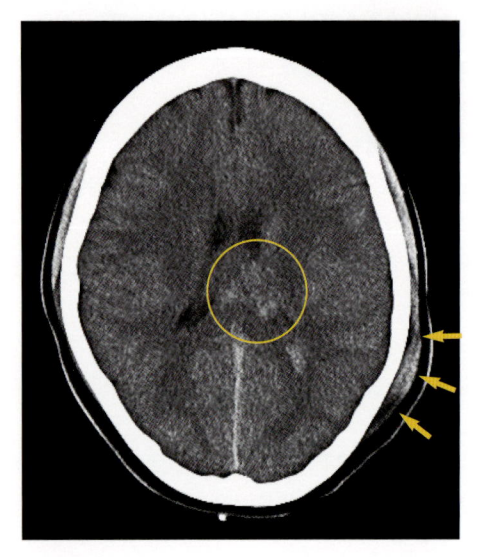

図5　頭部CT（放線冠レベル）

指導医：さて，所見はどうかな？

研修医：左側頭部皮下に血腫を認め（図5➡），同部を受傷したものと思われます．頭蓋内に出血性変化はそれほど目立ちませんが，CTで確認できる範囲では脳梁体部〜左側脳室体部に出血を反映するような不整な高吸収域が認められます（図5〇）．

若手放射線科医：その通りですね．脳梁体部に出血性変化があるのが特徴的ですね．本例ではCTの翌日にMRIが撮影されているのですが，所見はどうでしょうか？

研修医：CTで描出された部位に一致して，脳梁体部を主体に出血性変化を示唆するようなFLAIR像での高信号構造が認められます（図6〇）．それ以外にも右被殻（図7〇）や左半卵円中心（図8〇）にも微小出血を示唆するような低信号域と高信号域の混在が認められます．

若手放射線科医：その通りですね．本例はびまん性軸索損傷として比較的典型的な画像所見を呈していますね．

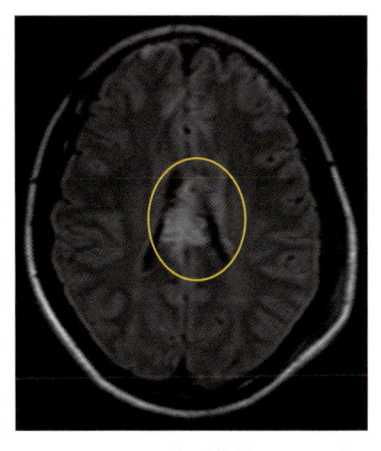

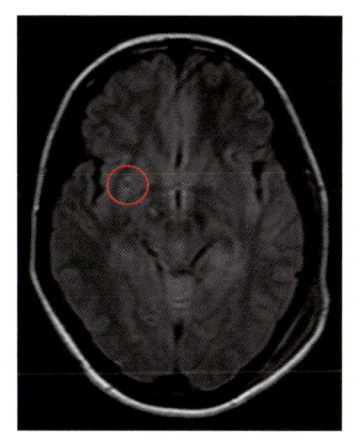

part. 1　頭部画像診断レッスン

図6　FLIAR画像（放線冠レベル）

図7　FLAIR画像（基底核部レベル）

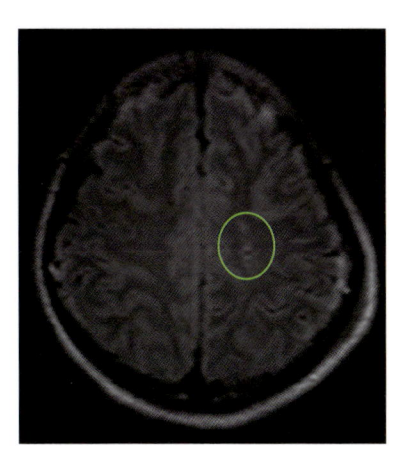

図8　FLAIR画像（半卵円中心レベル）

> **ワンポイント！　びまん性軸索損傷（DAI）**[4]
> - 意識障害が高度なのにCTでこれを説明できるような異常を見出せないときに本症を疑う．回転性加速・減速が冠状断面に加わった場合などに生じる剪断変形（shearing strain）による白質障害である．一般に骨折の合併は稀．
> - 基本的には剪断応力，すなわち"ねじれ"による白質の軸索損傷であるが，30～50％の症例で血管損傷による微小出血を伴うとされている（出血性DAI）[1,2]．特に出血を伴わない場合（非出血性DAI）のCTでの診断が難しい．

Lesson 5　頭部外傷のCT・MRI

- 好発部位は大脳半球の皮髄境界（特に傍矢状部），脳梁（特に膨大部），上部脳幹（中脳や橋上部）の背側であり，基底核やその周囲がこれに続く．
- CTのみならずT1強調画像やT2強調画像では所見が得られないことも多く，本症の診断にはFLAIR像，拡散強調画像，T2*強調画像が有用である[5]．

研修医：T2*強調画像ですか．あまり聞きなれない用語ですね．

指導医：そうだね．T2*強調画像は磁化率の影響を鋭敏に反映する撮像法で，出血性DAIにおける微小出血の検出には（出血成分内には超磁性体であるヘモジデリンを含んでいるため）大変有用なのだよ．T2*強調画像では結節状の低信号として認められ，この所見は数年以上続くとされているね．さらに最近はT2*強調画像の進化形として，もっと鋭敏な磁化率強調画像（susceptibility-weighted imaging：SWI）なる撮像法も登場しているんだ[6]．また拡散強調画像では細胞性浮腫を反映した高信号が認められ，急性期DAIの診断に有用だよ．したがって，頭部外傷のMRI検査時には拡散強調画像とT2*強調画像もあわせてオーダーしようね．

研修医：頭部救急疾患における拡散強調画像の適応は，急性期脳梗塞だけかと思っていました．頭部外傷のときにも必要なんですね．

指導医：前述のように頭部外傷の第一選択はCTなんだけれど，そのCTで説明がつかないような強い意識障害が受傷直後から持続する場合は，拡散強調画像が必要ということだね．逆に受傷直後は意識清明期があって，その後に意識障害が進行した場合はDAI以外の原因を考える必要があるね[1]．また脳挫傷や外傷性頭蓋内血腫にDAIが合併することもあり[3]，その際はさらに診断が難しくなるので，DAIは頭部外傷のピットフォールともいえるね．

若手放射線科医："頭部外傷のピットフォール"といえば，慢性硬膜下血腫もそうですね．

指導医：まさにそうだね．受傷直後のCTやMRIでは異常がなくて，「大丈夫」と患者さんに説明したら，その数週間（〜数カ月）後に硬膜下血腫を発症してくることがあるので[1]，状況に応じて患者さんにその可能性を説明しておくこともリスクマネージメントの観点からは必要だね．

研修医：一口に"頭部外傷"といっても奥が深いんですね．そして僕ら主治医はそのいろいろな可能性を考えて，適切な検査を適切なタイミングでオーダーしていかなければいけないんですね．

文 献

1)「脳脊髄のMRI 第2版」(細谷貴亮 他 編), pp.279-298, メディカル・サイエンス・インターナショナル, 2009
2)「これだけおさえれば大丈夫(1)頭部画像診断の勘ドコロ」(高橋雅士 監修, 前田正幸 編), pp.210-221, メジカルビュー社, 2006
3) Provenzale, J. : CT and MRI imaging of acute cranial trauma. Emerg Radiol, 14 : 1-12, 2007
4)「カンファレンス形式頭部画像診断演習」(土屋一洋 編著), pp.224-243, 秀潤社, 2006
5) Pamela, W., et al. : Diffusion-weighted MR imaging in closed head injury : High correlation with initial Glasgow Coma Scale score and score on modified Rankin scale at discharge. Radiology, 233 : 58-66, 2004
6) Tong, K. A., et al. : Hemorrhagic shearing lesions in children and adolescents with posttraumatic diffuse axonal injury : Improved detection and initial results. Radiology, 227 : 332-339, 2004

もっと勉強したい人のために

・Parizel, P. M., et al. : New developments in the neuroradiological diagnosis of craniocerebral trauma. Eur Radiol, 15 : 569-581, 2005
　↑頭部外傷のCT, MRIの適応や画像所見について詳細に書いてあります.

part.1 頭部画像診断レッスン

Lesson 6 頭部MRAで脳動脈瘤を見つける！
～"隠れ脳動脈瘤"を見落とすな～

● カンファレンス

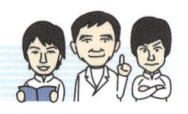

指導医：今回は頭部の動脈の評価法として重要なMRA（magnetic resonance angiography）について勉強しよう．

研修医：MRAですか．実は少し苦手なんです．血管造影と比べると画像がきれいではなくて…．

若手放射線科医：頭部MRA検査は**放射線被曝がなく**，**造影剤も必要ない**，すなわち**低侵襲**という利点があり，脳動脈瘤のスクリーニングなどで広く用いられています．一方で，空間分解能は血管造影と比較すると劣りますし，時間分解能の高い血管造影とは違って血行動態の把握は造影剤を使ったとしてもやや難しいという欠点がありますね．

指導医：実はMRIで血流を画像化する"MRA"にはさまざまな種類があるのだけれど，頭部の動脈の撮像においては，造影剤は使用しないでスライスの外から流入する血流が高信号になることを応用したTOF（time-of-flight）法，そのなかでも空間分解能が比較的高く，速い血流の描出に適する**3D TOF法**が汎用されているね．通常は流入効果が最大限となる**横断像で元画像（原画像）を撮像**し，**最大値投影法（MIP：maximum intensity projection）で後処理**することで，任意の角度から見た血管像が得られるんだ．なおMRAの空間分解能については，現在では3T装置を用いることでかなり向上しているよ．まずは3T装置で撮像した正常MRA画像を見ておこう．

part. 1　頭部画像診断レッスン

参考症例 A　36歳女性．正常MRA（3D TOF法，3T装置にて撮像）

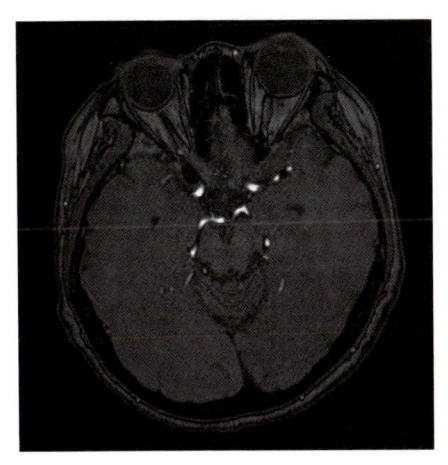

図1　MRA元画像

研修医：図1がMRAの元画像ですか…．MRAというと，いつも処理画像ばかり眺めているのであまり意識していませんでした．

若手放射線科医：実は元画像はとても重要で，処理画像（MIP像）だけでは診断できないような病変が元画像を参照することで容易に診断できることもあるんです．

指導医：それでは，実際は100枚以上ある元画像から再構成したMIP像の正常解剖を見ていくことにしようか．

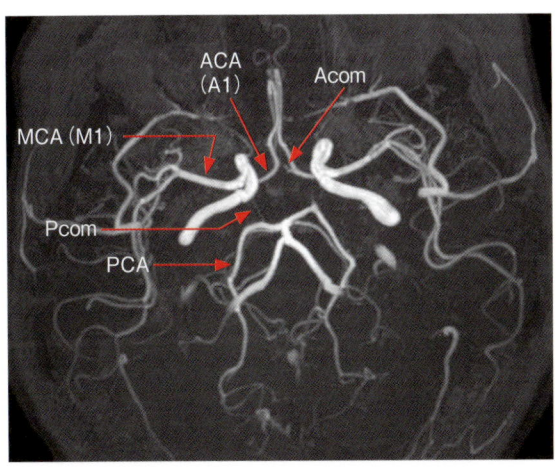

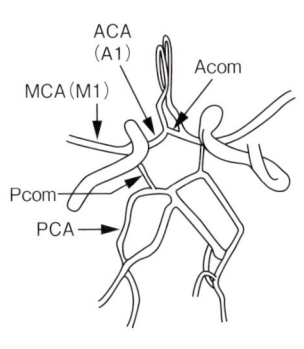

図2　MRA　MIP軸位像

Lesson 6　頭部MRAで脳動脈瘤を見つける！

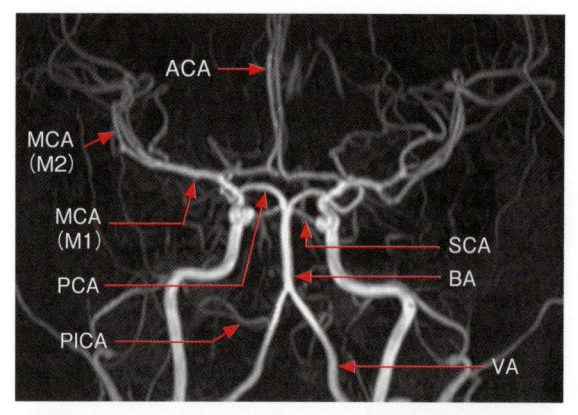

図3　MRA　MIP 正面像

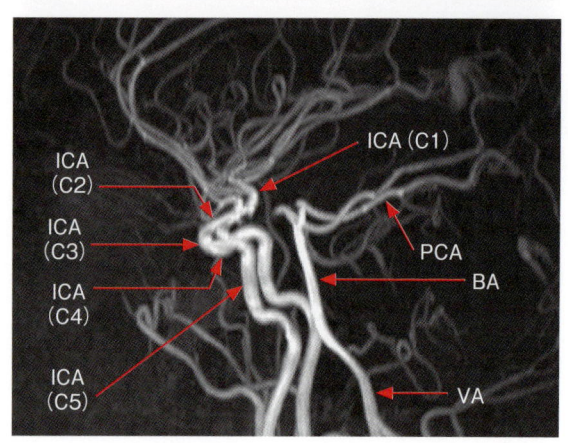

図4　MRA　MIP 側面像

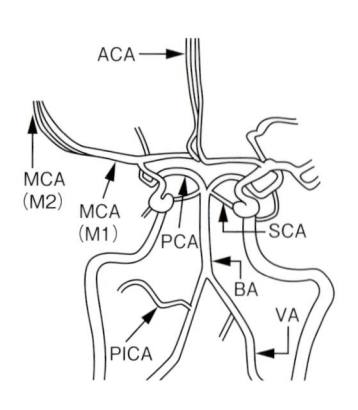

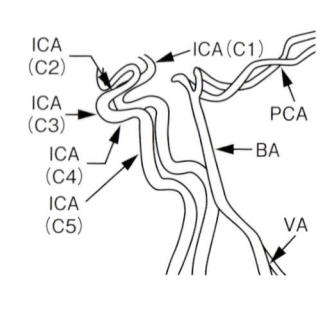

60　画像診断に絶対強くなるワンポイントレッスン

part. 1　頭部画像診断レッスン

<主要動脈の略語および名称>

AICA	anterior inferior cerebellar artery	前下小脳動脈
ACA	anterior cerebral artery	前大脳動脈
Acom	anterior communicating artery	前交通動脈
BA	basilar artery	脳底動脈
ICA	internal carotid artery	内頸動脈
MCA	middle cerebral artery	中大脳動脈
PCA	posterior cerebral artery	後大脳動脈
Pcom	posterior communicating artery	後交通動脈
PICA	posterior inferior cerebellar artery	後下小脳動脈
SCA	superior cerebellar artery	上小脳動脈
VA	vertebral artery	椎骨動脈

若手放射線科医：内頸動脈（ICA）の解剖を少し詳細に述べれば，頸動脈管入り口部までは頸部を上行するので**"頸部（cervical portion）"**と呼ばれます．その末梢の側頭骨錐体部の頸動脈管内を走行する部分が**"錐体部（petrous portion）"**，そしてそこから上行する部分が**"三叉神経節部（ganglial portion）"**すなわち**"C5"**です．そのさらに頭側，海綿静脈洞内を走行するのが**"海綿静脈洞部（cavernous portion）"**で，海綿静脈洞の内側部を走行する**"C4"**と後上方に屈曲する**"C3"**とからなります．その先の前床突起上でICAは硬膜を貫通し，くも膜下腔内を走行する**"床上部（supraclinoid portion）"**となりますが，これは**眼動脈**を分岐する**"C2"**と，Pcomを分岐する部分およびその遠位からなる**"C1"**から構成されます（図4）．C4より頭側は全体としてS字状のカーブを描き，**サイフォン部**とも呼ばれます．**くも膜下腔内を走行するC2より末梢にできる脳動脈瘤が，くも膜下出血の原因となることから臨床的に重要**です．

指導医：ところで，嚢状動脈瘤は動脈の分岐部で発生することが多いのは知っているね．3大好発部位は，①**前交通動脈（Acom）分岐部**，②**内頸動脈-後交通動脈（IC-PC）分岐部**，③**中大脳動脈（MCA）第一分岐部**だ．ほかには，④脳底動脈先端部，⑤脳底動脈-上小脳動脈分岐部，⑥椎骨動脈-後下小脳動脈分岐部，⑦内頸動脈-眼動脈分岐部にも多いね．

研修医：これらの分岐部を意識して読影することが大切ということですね．

指導医：そういうことだね．ただし，好発部位以外にも脳動脈瘤ができることはあるから，内頸動脈近位部や前大脳動脈，中大脳動脈，後大脳動脈の遠位部なども可能な限り観察しよう．それから多発脳動脈瘤も24.5％あるとされており[1]，1個見つけた場合でもほかの場所を丹念に探す必要があるよ．

じゃあ，まずはこの症例1にチャレンジだ．診断はどうかな？

症例 1 46歳女性．脳ドック受診

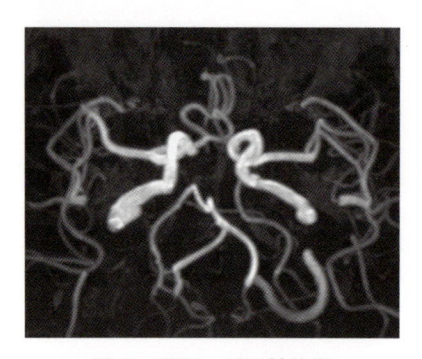

図5　MRA　MIP軸位像

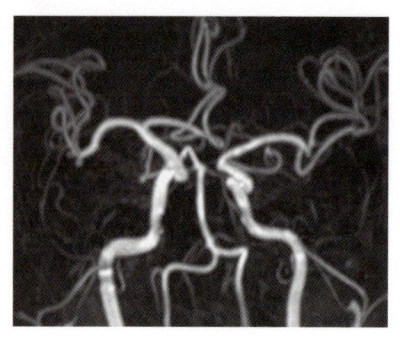

図6　MRA　MIP正面像

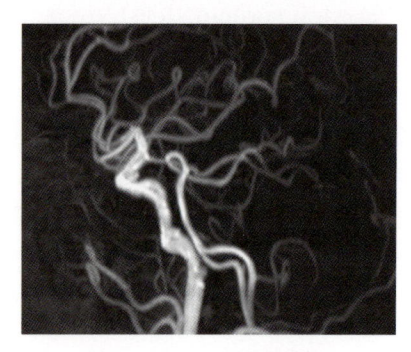

図7　MRA　MIP側面像

研修医：う〜ん…．一見したところ脳動脈瘤はなさそうで，正常なMRAに見えます．
指導医：確かにそうだね．では，これらの画像を追加したらどうかな？

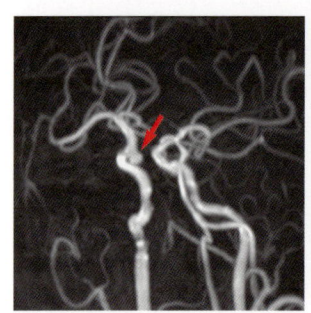

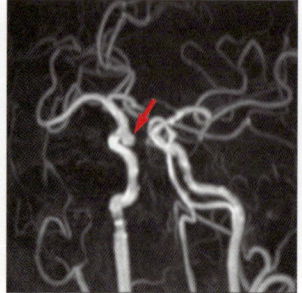

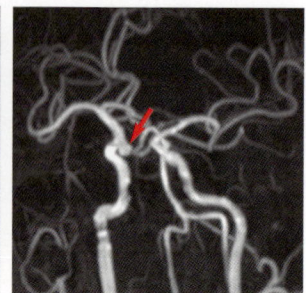

図8　MRA　MIP冠状断回転像

研修医：あっ！ 右ICAのC2付近に後方尾側への突出像が認められ（**図8 ➡**），囊状動脈瘤が示唆されます．径5mm程度でしょうか．

若手放射線科医：3方向の画像（**図5～7**）を見直してみると，retrospectiveには側面像（**図7**）でかろうじて脳動脈瘤を疑うことはできますが，この症例では軸位像，正面像，側面像の3方向だけで脳動脈瘤を見つけるのはなかなか難しいですね．

指導医：そうなんだ．この症例1では，3方向のみではなく，いろいろな方向から観察することが大切だということを提示したかったんだ．そしてこれがこの症例の元画像だよ．

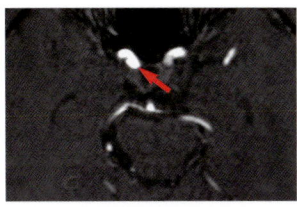

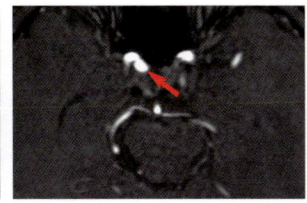

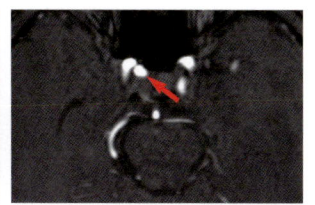

図9　MRA元画像
0.65mm間隔で頭側から尾側の順．

研修医：3方向のみではあんなにわかりにくかったのに，元画像では動脈瘤の存在が明らかですね（**図9 ➡**）．

指導医：3方向のみの観察ではこのように"隠れてしまう"脳動脈瘤があるんだ．だから，モニター上で動かすなどして，必ず多方向から観察しよう．また，**元画像がある場合は必ず参照することが非常に大事**で，元画像と見比べることで見落としや誤診の多くは防げるよ．

研修医：よくわかりました．今後は元画像を必ず参照するようにします．

指導医：その他のMRA読影のピットフォールとして，**血流遅延や乱流による信号低下**があげられる．MRAでは血流の遅い部位や乱流が発生している部位では血管の描出が悪くなるため，狭窄病変を過大評価したり血管の蛇行部を狭窄と誤ったりしてしまうことがあるんだ．また脳動脈瘤の評価においては，大きな動脈瘤で瘤内の乱流や血流うっ滞により瘤内の信号が低下し，瘤の大きさを誤認したり，瘤内血栓があると誤って読影したりすることもある（**参考症例B**）[2]．MRAは"血管"ではなく"血流"を見ているんだということを，常に頭の片隅にとどめておきたいね．

参考症例 B　前交通動脈瘤

前交通動脈が左前大脳動脈から分岐した部位に 11 mm 大の囊状動脈瘤を認める（→）．瘤内の信号は低下している．

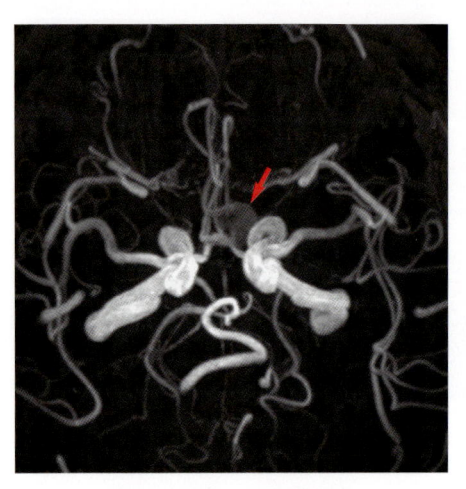

図10　MRA　MIP 軸位像

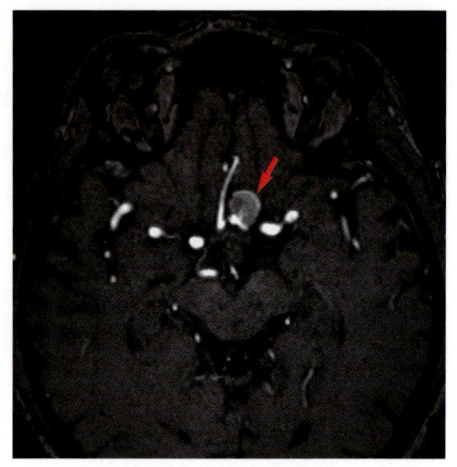

図11　MRA 元画像

指導医：また，血腫や下垂体後葉など，T1 強調画像で高信号の構造が MRA で高信号になるということも，ピットフォールの1つとして留意しておく必要があるね．だから，T1 強調画像で高信号の血栓が動脈瘤内にあり，瘤内の血流を過大評価してしまうことも起こりうる[2]．そういう過ちを防ぐには，元画像やほかの MRI 画像とよく比較することが大事だね．

ワンポイント！　MRA 読影の心得！

- 回転表示させるなどしてさまざまな角度から評価しよう
- 元画像を必ず参照しよう
- T1 強調画像，T2 強調画像や FLAIR など，ほかの MRI 画像も必ず参照しよう

若手放射線科医：次の症例2もピットフォールの1つといえますが，所見はわかりますか？

part. 1　頭部画像診断レッスン

症例❷　73歳男性．脱力感のためMRI施行

図12　MRA　MIP回転像1

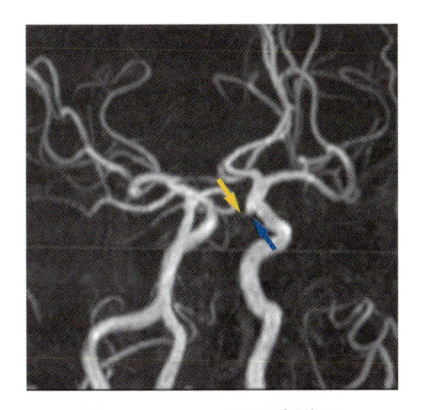

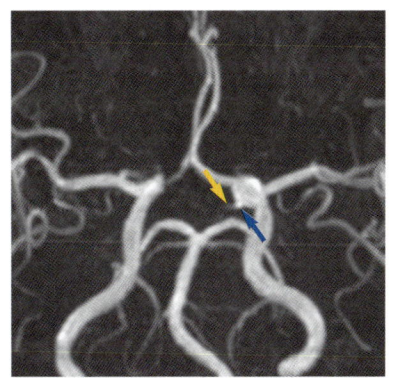

図13　MRA　MIP回転像2

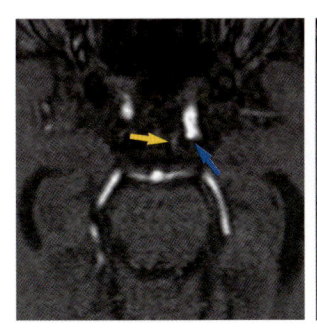

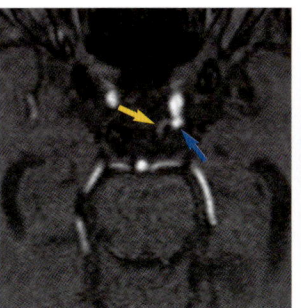

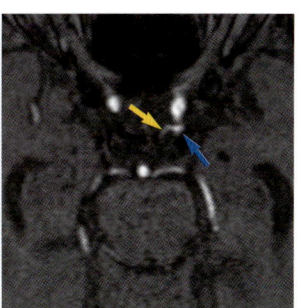

図14　MRA元画像
0.65 mm間隔で頭側から尾側の順．

研修医：MIP像では左IC-PC分岐部に径2.2 mmの囊状動脈瘤が疑われます（━▶）….あれ，でも元画像も含めてよく見ると先端からPcomが出ているようです（━▶）．これは本当に動脈瘤なのでしょうか？

指導医：よいところに気がついたね．これは動脈瘤ではなく**漏斗状血管拡張（infundibular dilatation）**と考えられるね．特にIC-PC（**内頸動脈-後交通動脈**）動脈瘤は，Pcomの漏斗状血管拡張との鑑別が重要なんだ．

研修医："漏斗状血管拡張"ですか？

若手放射線科医：漏斗状血管拡張とは血管の起始部が漏斗状に拡張しているもので，動脈瘤との鑑別点として，①膨瘤部の**先端から血管が出ている**（図15：━▶），

Lesson 6　頭部MRAで脳動脈瘤を見つける！　65

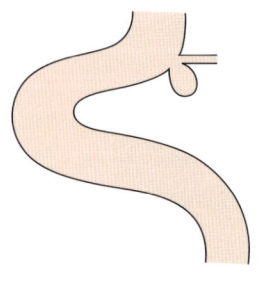

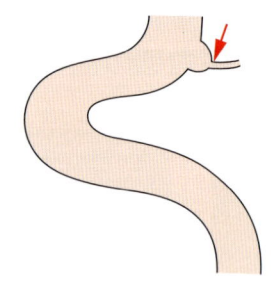

動脈瘤　　　　　漏斗状血管拡張

図15　動脈瘤と漏斗状血管拡張
文献4より作成.

②**直径が3mm以下のものとされ，最もよくみられるのがIC-PC分岐部**です．漏斗状血管拡張から動脈瘤が発生することも稀ながらあるため，若年者では経過観察が必要だとの報告もありますが[3]，基本的には病的意義はないとされています．

指導医：漏斗状血管拡張と動脈瘤との一番大事な鑑別点は，拡張部の先端から動脈が出ているかどうかだね．ときにMRAでの鑑別は難しいのだけれど，元画像を丹念に読影することで鑑別できることも多いんだ．また漏斗状血管拡張はIC-PC分岐部が最も多いのだけれど，内頚動脈のC4〜C5から内側に分岐する髄膜下垂体動脈幹（meningohypophyseal trunk：MHT）やC4から外側に分岐する下海綿静脈洞動脈（inferior cavernous artery）などにも動脈起始部の漏斗状拡張がみられることがあり，そのサイズが小さいためMIPよりもむしろ元画像を眺める際に動脈瘤との鑑別が問題となるんだ．特に**内頚動脈サイフォン部は漏斗状血管拡張に注意が必要**だよ．

ワンポイント！　漏斗状血管拡張に注意

IC-PC分岐部では漏斗状血管拡張による偽陽性に注意！
・拡張部とPcomとの関係を**元画像**で丹念に読影しよう
それ以外にも**内頚動脈サイフォン部**は漏斗状血管拡張に注意が必要！
・元画像で動脈瘤を疑っても，**その先端から動脈が出ていないかどうか**をよく確認しよう

研修医：ところでMRAと血管造影以外にも，CTで脳血管を見る方法がありますよね．どう使い分ければいいのでしょうか．

若手放射線科医：CTA（CT angiography）は，造影剤を経静脈的に急速注入して，造影剤が頭部に達するタイミングで3D CTを撮像するものです．MRAと異なり造

影剤を必要とし X 線被曝があるという短所はありますが，造影剤が分布すれば描出されるため，**血流の乱れやうっ滞にかかわらず血管内腔像が高い濃度分解能で得られます**．血管造影と比較したら空間分解能や時間分解能は劣りますが，動脈を穿刺してカテーテルを脳血管に上行させて行わなければならない血管造影より侵襲性ははるかに低いですし，検査も短時間ですみますね．

指導医：脳動脈瘤の**スクリーニングは MRA で行い，精査が必要な場合は CTA** を施行する．さらに精査が必要な場合や引き続いて血管内治療を行うという前提がある場合に**血管造影**を行うというのが，スタンダードな使い分けだね．

ワンポイント！　脳動脈瘤での MRA と CTA の使い分け

スクリーニングは MRA，精査は CTA ！
・MRA で脳動脈瘤を疑ったが**診断を確定したい場合**
・MRA で脳動脈瘤と診断できたが**詳細な状況を確認したい場合**
⇒ CTA をオーダーしよう

研修医：なるほど．

指導医：さて，最後に治療について話そう．**破裂動脈瘤**はもちろん治療の対象なのだけれど，無症候性の**未破裂動脈瘤**を見つけた場合はどうすればいいか．一般には患者の予想余命が 10〜15 年以上で径が 5〜7 mm 以上の脳動脈瘤の場合，あるいは径が 5 mm 未満であっても症状の有無，存在部位や瘤の形態などを総合的に判断して**コイル塞栓術**ないし**クリッピング手術**の対象となる．詳細は日本脳卒中学会が「脳卒中治療ガイドライン 2009」の「5-3．未破裂脳動脈瘤の治療」にエビデンスをあげて説明している[5]．学会のホームページ（http://www.jsts.gr.jp/）からも閲覧できるので，ぜひ参照しておこうね．

文　献

1) Nemoto, M., et al.：Problems of surgical treatment for multiple intracranial aneurysms. Neurol Med Chir, 31：892-898, 1991
2) 國島加奈子 他：頭部 3T MRI における MRA．画像診断, 28：1033-1044, 2008
3) 高橋千晶 他：対側の内頸動脈後交通動脈分岐部動脈瘤破裂 10 年後に動脈瘤化，出血した infundibular dilatation の 1 例．No Shinkei Geka, 34：613-617, 2006
4) 「脳・脊髄血管造影マニュアル」（宮坂和男 編著），南江堂，p.225, 1997
5) 「脳卒中治療ガイドライン 2009」（篠原幸人 他 編），日本脳卒中学会ホームページ：http://www.jsts.gr.jp/jss08.html

Part.2 胸部 画像診断レッスン

- Lesson 7 肺の正常解剖をマスターしよう！
- Lesson 8 市中肺炎を見極める！
- Lesson 9 ７種類の特発性間質性肺炎をマスターする！
- Lesson 10 救急大動脈疾患の診断ポイント

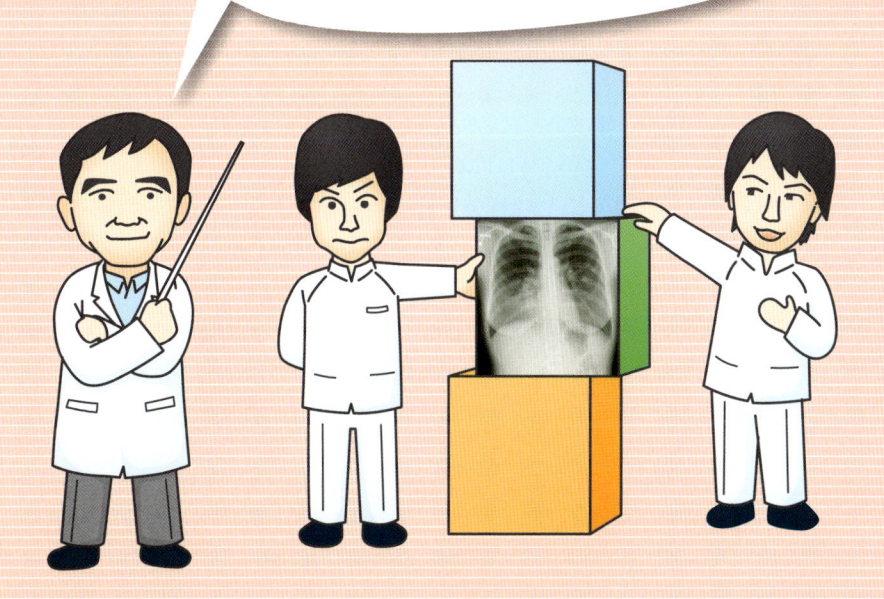

part.2 胸部画像診断レッスン

Lesson 7

肺の正常解剖をマスターしよう！
～左右の対応と肺区域体操で覚える区域解剖～

指導医：今回は胸部CT読影の基本中の基本である肺の区域解剖をマスターしよう．先生はどの亜区域（S1a, S2b etc…）がどこにくるかちゃんと覚えているかな？

研修医：えっと…．区域（S1, S2 etc…）はだいたい覚えていますが，亜区域までは自信がありません．

若手放射線科医：学生レベルの知識になりますが，まずは区域についておさらいしておきましょう（図1）．右肺は上，中，下の3肺葉からなり，右上葉（RUL：right upper lobe）にはS1，S2，S3の3つの区域，右中葉（RML：right middle lobe）にはS4，S5の2つの区域，右下葉（RLL：right lower lobe）にはS6，S7，S8，S9，S10の5つの区域が存在するのでしたね．一方，左肺は上，下の2肺葉からなり，左上葉（LUL：left upper lobe）にはS1＋2，S3，S4，S5の4つの区域が，左下葉（LLL：left lower lobe）にはS6，S8，S9，S10の4つの区域がそれぞれ含まれます．また左上葉のうちS1＋2とS3が上区（upper division），S4とS5が舌区（lingular division）で，両者の間には右のminor fissureのような胸膜の境は原則としてありません．

指導医：**右肺の3肺葉と10区域が基本**となる．左肺は2肺葉しかないが，左上葉の上区が右上葉に，舌区が右中葉に相当するわけだね．そして，左肺には8区域しかないが，右上葉に相当する上区がS1＋2とS3の2区域のみで，また左肺には原則としてS7がない．このように**左右を対応させて整理するとわかりやすい**のだが，この"対応させる"という考え方は肺葉や区域だけでなく，**亜区域を覚える際にも非常に有用**なんだよ．

若手放射線科医：最初に参考のため，特に異常のない肺のCT画像を提示しておきますね（図2）．

指導医：なお，気管支分岐をベースにした亜区域の全体的な広がりのシェーマを図3に示したのでそちらも参考にしよう．これらのCT画像を眺めるうえでまず重要なのは，次項Lesson 8の「市中肺炎を見極める！」（p87）でも述べるように，「**肺では区域の中心を気管支と肺動脈が走行し，区域と区域の境界を田んぼの畦道のように肺静脈が走行する**」ということだね．すなわち気管支は撮像断面に対して

part. 2 胸部画像診断レッスン

A) 正面

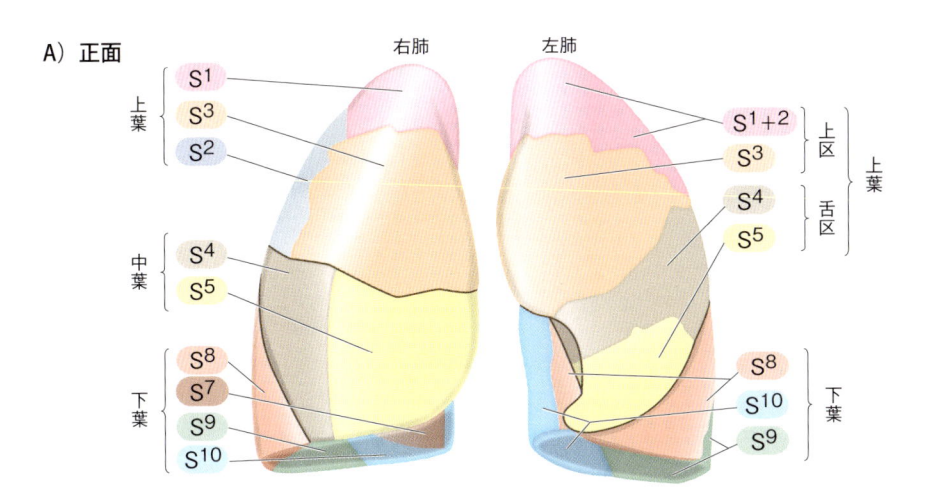

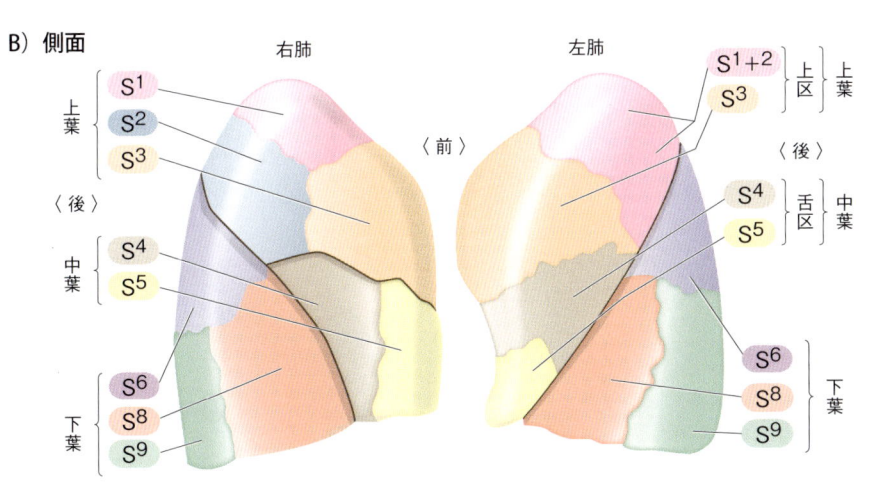

右肺　左肺

上葉 { S1, S3, S2 }

中葉 { S4, S5 }

下葉 { S8, S7, S9, S10 }

上葉 { 上区 { S1+2, S3 }　舌区 { S4, S5 } }

下葉 { S8, S10, S9 }

B) 側面

右肺　左肺

上葉 { S1, S2, S3 }

〈前〉　〈後〉

〈後〉

中葉 { S4, S5 }

下葉 { S6, S8, S9 }

上葉 { 上区 { S1+2, S3 } }

中葉 { 舌区 { S4, S5 } }

下葉 { S6, S8, S9 }

図1　肺区域のシェーマ

　斜めに走行したり，細くなるとCT画像で追跡しづらくなるんだけれど，そのときは伴走している肺動脈を目安にするんだ．また，CT画像上で肺動脈か肺静脈か迷うこともあるけれど，その判別には**「肺動脈は気管支に伴走しながら区域の中心を走行し，肺静脈は気管支とは離れて区域と区域の境界を走行する」**ということに加えて，肺動脈と肺静脈とでは根元である**肺門部での走行が全然違う**ことも目安になる．肺動脈のシェーマを**図4**に，肺静脈のシェーマを**図5**に示したので参考にしてほしい．ちなみに**図4**の○部分が胸部単純X線写真での肺門影に相当するよ（**図6**○）．

Lesson 7　肺の正常解剖をマスターしよう！　71

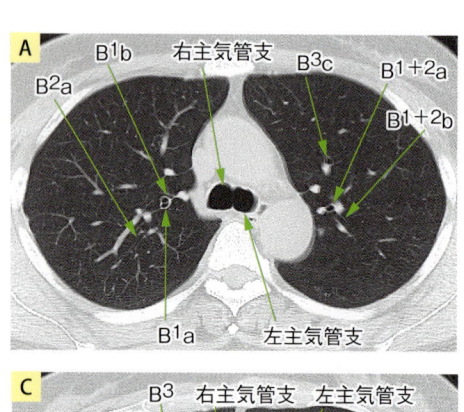

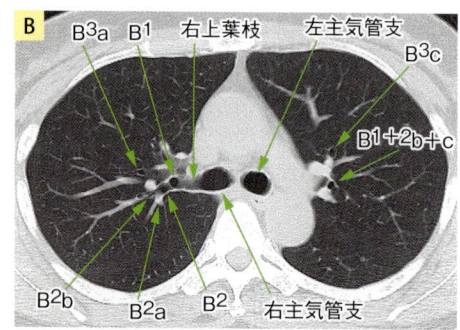

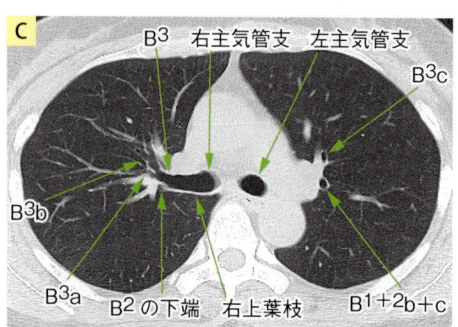

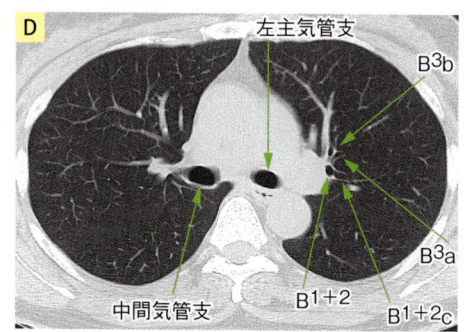

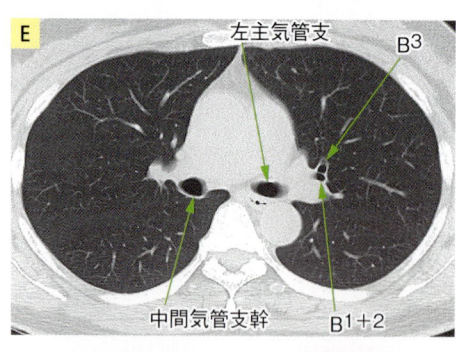

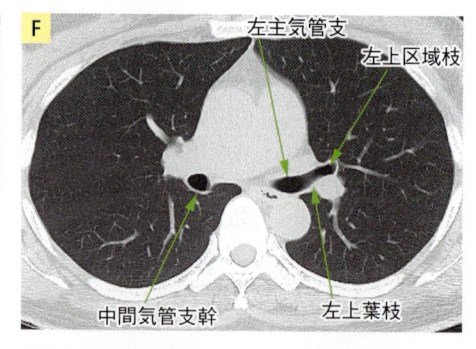

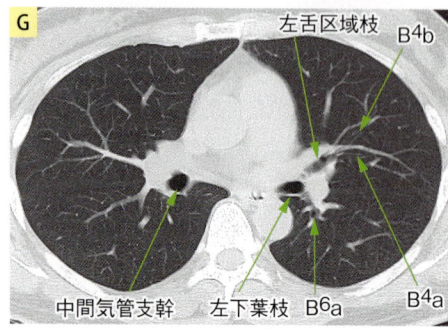

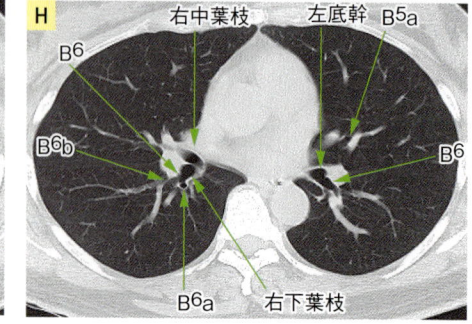

72　画像診断に絶対強くなるワンポイントレッスン

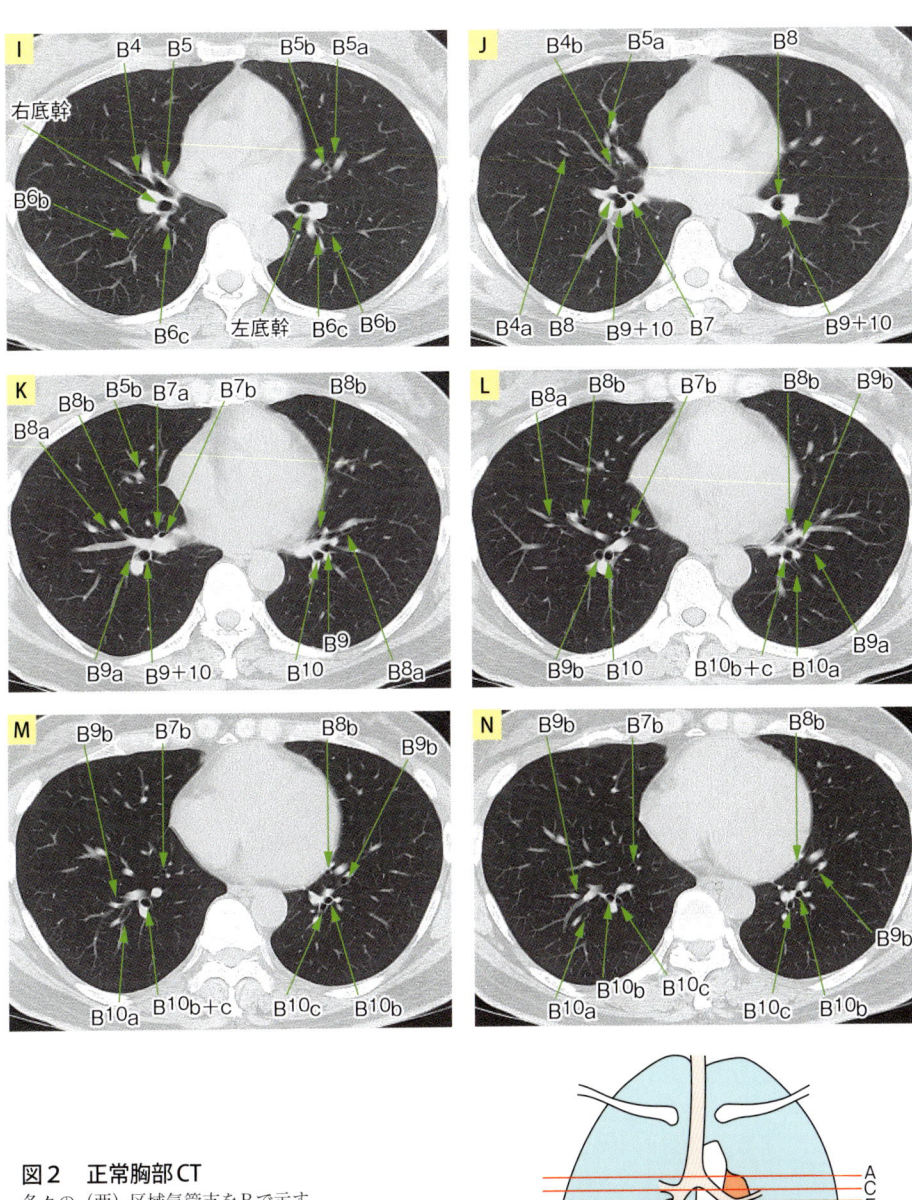

part. 2 胸部画像診断レッスン

図2　正常胸部CT
各々の（亜）区域気管支をBで示す．

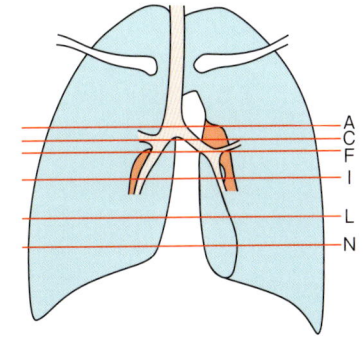

Lesson 7　肺の正常解剖をマスターしよう！

A) 正面

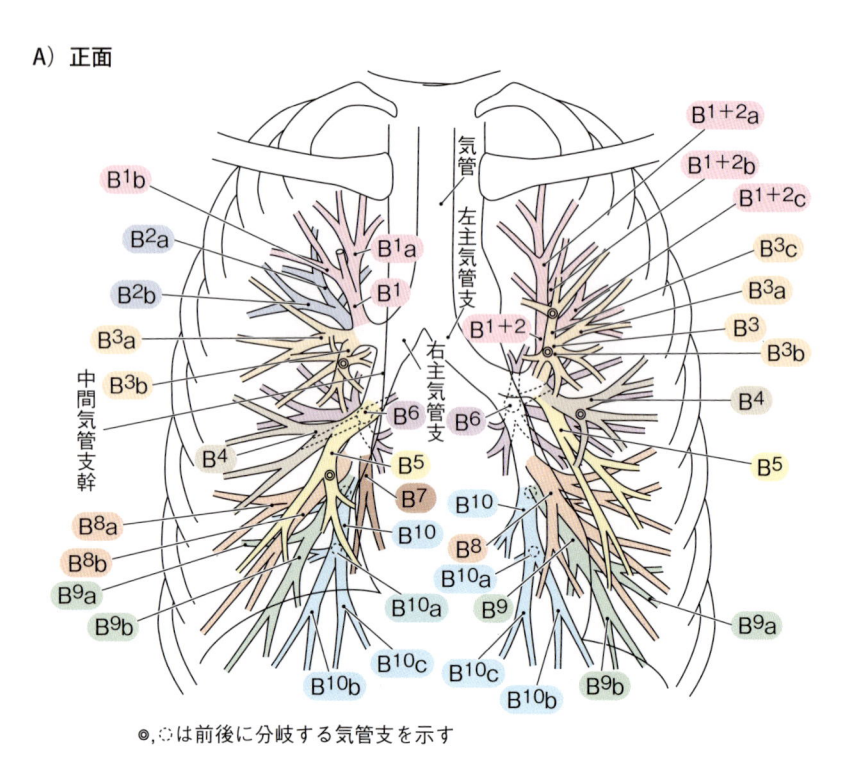

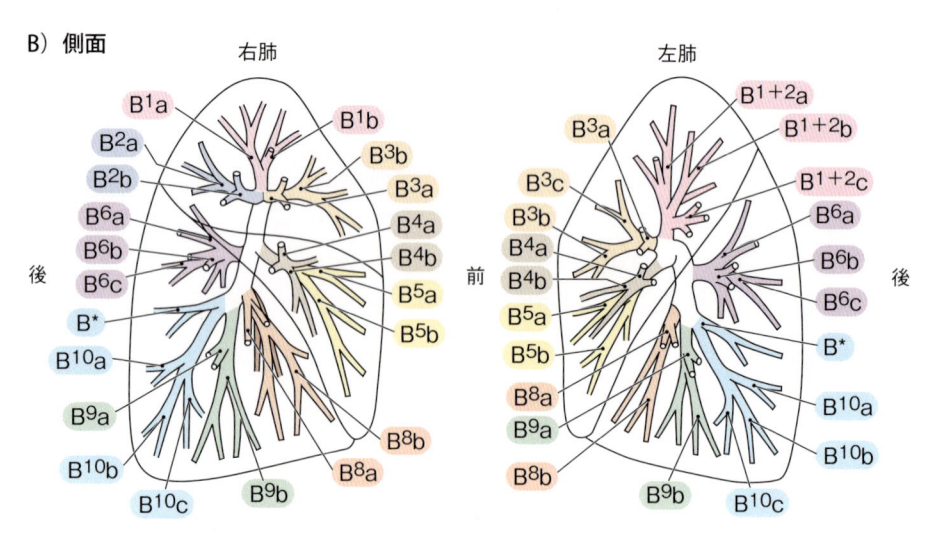

◎, ○は前後に分岐する気管支を示す

B) 側面

図3 気管支および亜区域の広がりのシェーマ
文献2より作成.
B*：左右ともB6と底幹との間に過剰気管支が認められる正常変異が存在し，B*と表記される

part. 2 胸部画像診断レッスン

A）正面

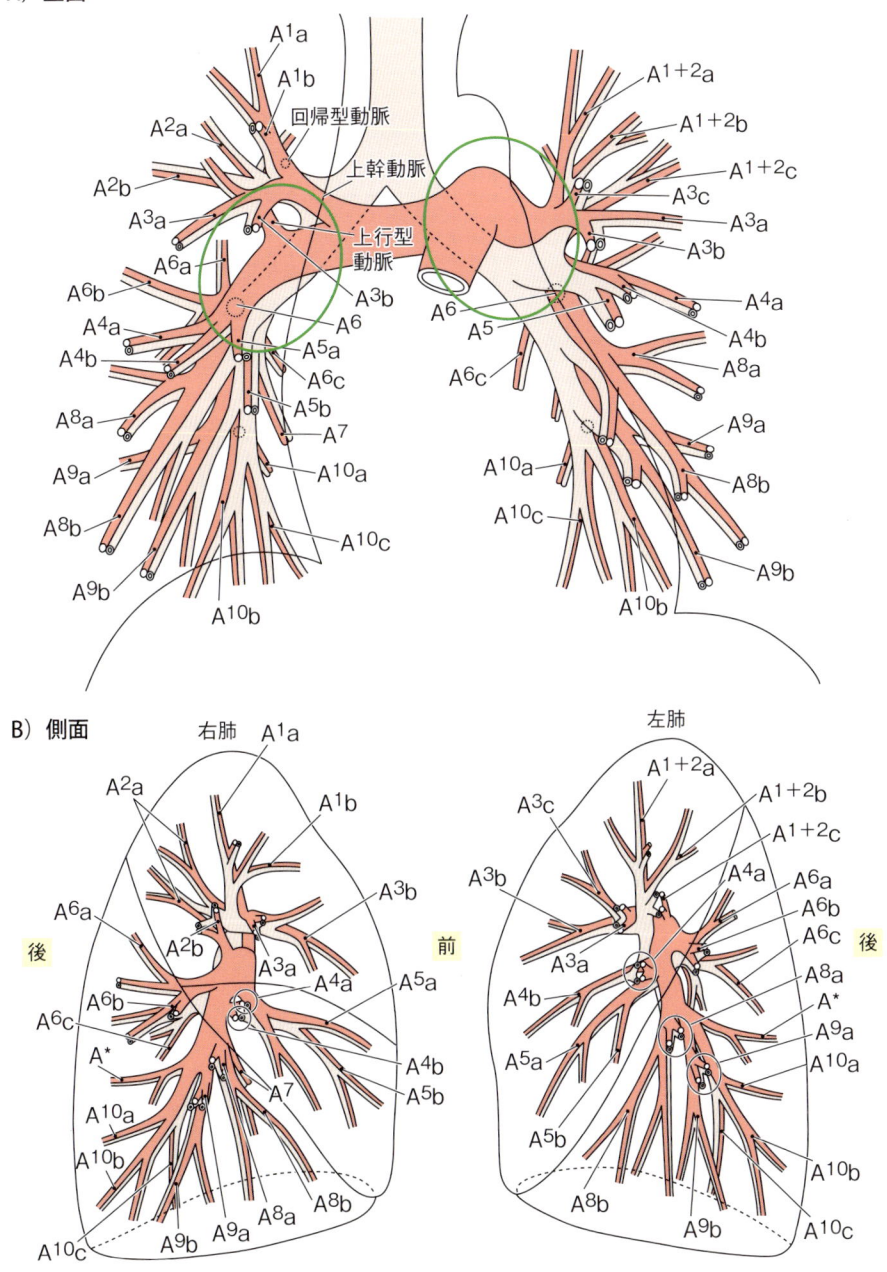

B）側面

図4　肺動脈のシェーマ
文献2より作成．（◯：肺門）

Lesson 7　肺の正常解剖をマスターしよう！　75

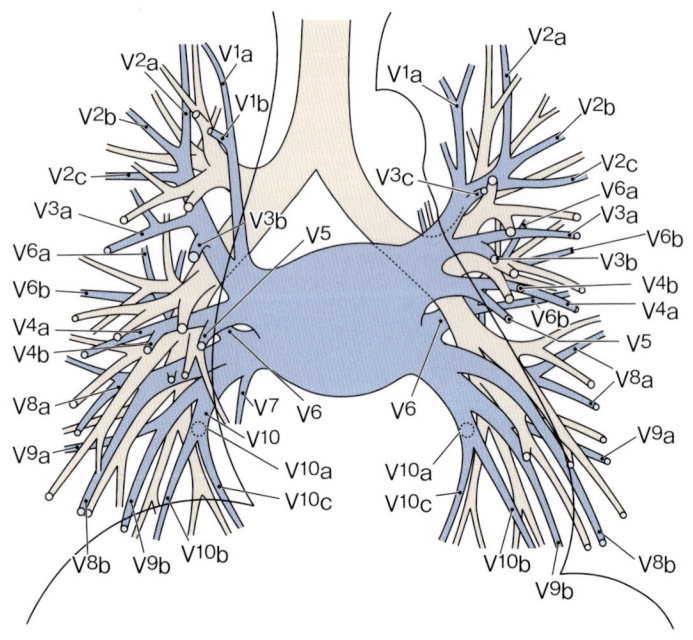

図5 肺静脈のシェーマ
文献2より作成.

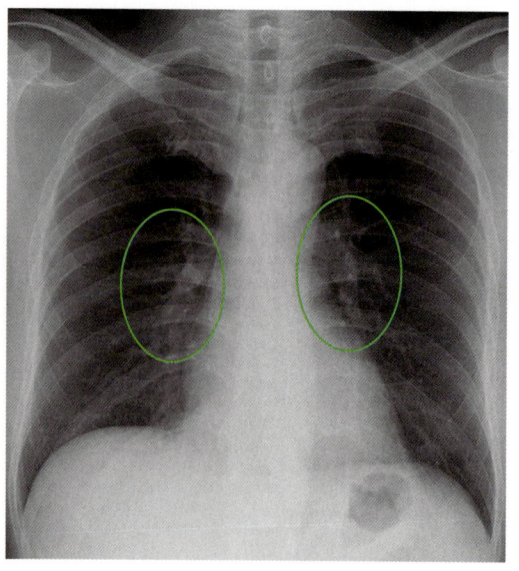

図6 胸部単純X線写真(正面像)
(○:肺門)

76　画像診断に絶対強くなるワンポイントレッスン

若手放射線科医：では，まずは右上葉と左上区を見ていきましょう．右主気管支から外側に分岐する右上葉枝（図2C）と，左主気管支から前外方へ分岐する左上葉枝（図2F）およびそこから頭側に分岐する左上区域枝（図2F）を同定することから始まります．その先ですが，各々の区域がどこに分布するかは覚えていますか？

研修医：はい．右肺のS1は肺尖，S2は背側上方，S3は腹側に分布します．それから左肺のS1＋2は肺尖から背側にかけて，S3は肺尖から腹側にかけて分布します．

若手放射線科医：その通りですね．そして右肺S1，S2，S3にはそれぞれ2個の亜区域が，左肺S1＋2，S3には各々3個の亜区域があります．

研修医：右上葉にはS1a，S1b，S2a，S2b，S3a，S3b，左上区にはS1＋2a，S1＋2b，S1＋2c，S3a，S3b，S3cと，それぞれ計6個の亜区域があるということですね．

指導医：そういうことだね．そしてその右S1a→S1b→S2a→・・・→S3bおよび左S1＋2a→S1＋2b→S1＋2c→・・・→S3cの6個の亜区域の並び方だが，スタート地点である**右S1a，左S1＋2a**はいずれも肺尖部にあり，その後は原則として**上から下に向かうと同時に，背側→外側→腹側へと向かう**．その6個の亜区域が配列する軌道は，テニスをやっている人にはフォアハンドの動きと説明するのがわかりやすいかな．

研修医：あっ，なるほど．

若手放射線科医：ただ，左右ともに変則的な部分が1カ所ずつあります．その"変則的な部分"とは右がS1bで左がS3cです．**右S1bは右S1aよりも前にあり，左S3cは左S3bの上にあるんです**（右は図7，左は図8を参照）．それ以外は，原則通りです．

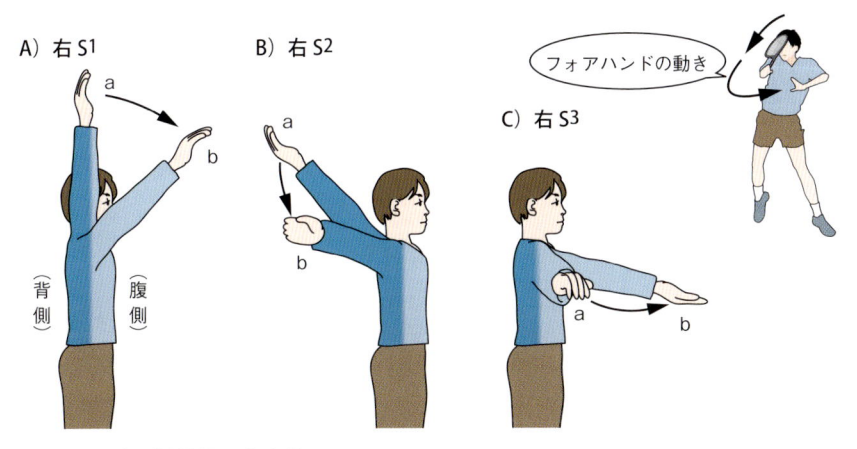

図7　肺区域体操：右上葉

研修医：テニスに例えるなら，右はテイクバック時に振り上げたラケットがクッと前に出る癖があり（右S1b：**図7A参照**），左はフォロースルーで振り切ったラケットが最後にクッと上に上がる癖がある（左S3c：**図8B参照**）ということですね．

指導医：おっ，先生はテニスをやるんだね．肺区域は，実際にそうやって体を動かして，体に覚え込ませるというのも1つのよい方法だね．いわば"肺区域体操"という感じだね．

A) 左S1+2   B) 左S3

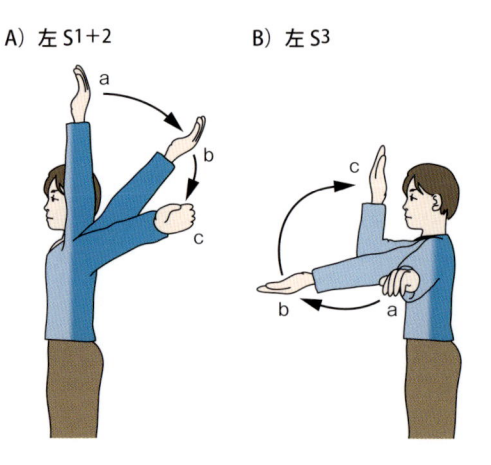

図8　肺区域体操：左上区

指導医：そして，この右上葉と左上区では左右を"対応させる"という考え方が特に重要だよ（**表1**）．ポイントは**右S1b**と**左S3c**という"変わり者同士が一緒"ということだ．

ワンポイント！　右上葉と左上区では，"変わり者同士が一緒（右S1b＝左S3c）"

表1　右上葉と左上区の亜区域レベルでの対応

右上葉	左上区
S1a	S1+2a
S1b	**S3c**
S2a	S1+2b
S2b	S1+2c
S3a	S3a
S3b	S3b

part. 2　胸部画像診断レッスン

若手放射線科医：①右S1b＝左S3c，そして②スタート地点である肺尖部が右S1a＝左S1＋2a，さらに③"S3aとS3bは左右で共通"，すなわち右S3a＝左S3aで右S3b＝左S3bという3つのポイントを押さえれば，残りの2つの亜区域（右S2a，S2bと左S1＋2b，S1＋2c）はおのずと決まってくるので，対応を覚えるのはそれほど大変ではないと思います．

指導医：そうだね．厳密に言えば右S1bと左S3cは左右で全く同じ位置を占めるわけではないんだけれど，左右で対応する区域を把握することで理解がグッと楽になるよ．では，右中葉と左舌区に移ろうか．

若手放射線科医：肺区域は気管支の分岐を追跡して決めていくというのが基本ですので，右中葉と左舌区では，まず右中葉枝と左舌区域枝を同定することから始まります．最初に右中間気管支幹の末端部から腹外側に分岐する右中葉枝（**図2H**）と，左上葉枝遠位端から尾側へ分岐する左舌区域枝（**図2G**）を同定しましょう．その先は**左右ともにS4a，S4b，S5a，S5bの計4つの亜区域**になります．

研修医：その4つの亜区域は左右で同じ位置に存在するのですか？

指導医：いや，実は**右中葉と左舌区に関しては，例外的に亜区域の存在位置が左右で異なるんだ**．まず，"**右のS4／S5は外側／内側の関係**"であるのに対し，"**左のS4／S5は上／下の関係**"であることを押さえよう．そして，亜区域レベルでは右のS4a／S4bやS5a／S5b，および左S5a／S5bはいずれも上／下の関係だが，左S4a／S4bのみ外側／内側の関係となっている．言葉ではわかりにくい面もあるので，図9のシェーマを参考にしよう．ポイントは，"**右中葉は2階建て，左舌区は3階建て**"だということだね．つまり右中葉はS4とS5という2軒の2階建ての家が左右に並んでいて，いずれも2階にa，1階にbが住んでいる．一方で左舌区は1軒の3階建ての2世帯住宅で，3階の外側に4a，内側に4b，2階に5a，1階に5bが住んでいるという感じだね．

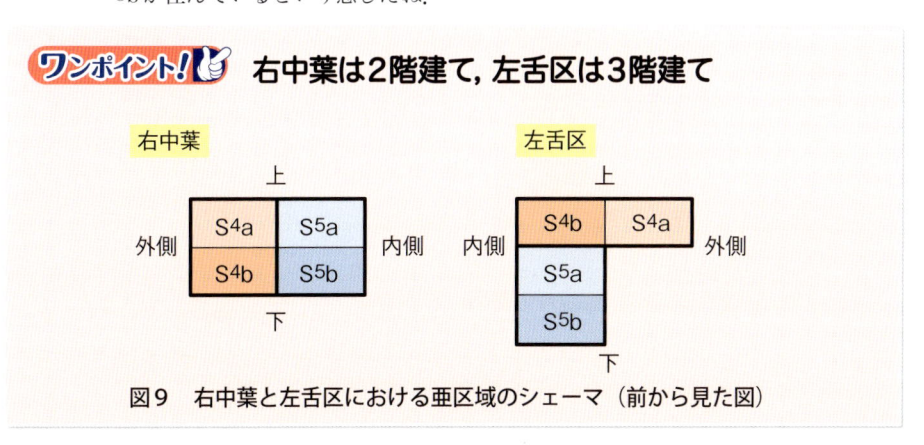

ワンポイント！　右中葉は2階建て，左舌区は3階建て

右中葉

	上	
外側	S4a	S5a	内側
	S4b	S5b	
	下	

左舌区

	上	
内側	S4b	S4a	外側
	S5a	
	S5b	
	下	

図9　右中葉と左舌区における亜区域のシェーマ（前から見た図）

研修医：なるほど，よくわかりました．ここでも右上葉や左上区と同じように，腕を動かして覚えるのもよさそうですね．

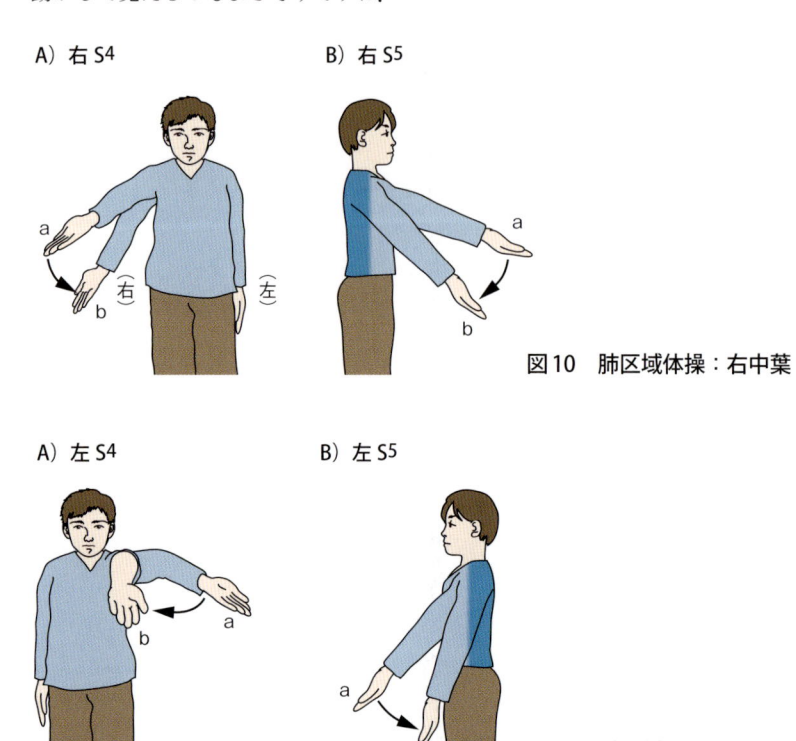

A) 右S4　　B) 右S5

図10　肺区域体操：右中葉

A) 左S4　　B) 左S5

図11　肺区域体操：左舌区

指導医：そうだね．"肺区域体操"もやりながら覚えていこうね（図10，11）．それから"左右を対応させながら肺区域をマスターする"という観点では**独自の解剖構造をしている左上葉（上区および舌区）の亜区域の広がりを図12に示した**ので参考にしよう．併せて区域と区域の境界に存在する肺静脈も図12に示したんだけれど，肺静脈には"V2c"のように亜区域や肺動脈，気管支の呼称とは違ったものも存在することがわかるね．ちなみに右上葉にもV2c以外に"V1ĺ"，"V2t"といった呼称の肺静脈が存在するんだ．

若手放射線科医：次は下葉ですが，**左肺に原則としてS7がない以外は亜区域レベルまで左右対称です**．まず，S6から見ていきましょう．右肺では中葉枝分岐レベルで背側に分岐するのがB6，左肺でも舌区域枝分岐レベルで背側に分岐するのがB6ですね（図2H）．**左右ともS6には3個の亜区域**，S6a，S6b，S6cがあります．頭側に分布するのがS6a，外側がS6b，尾側がS6cです（図13）．

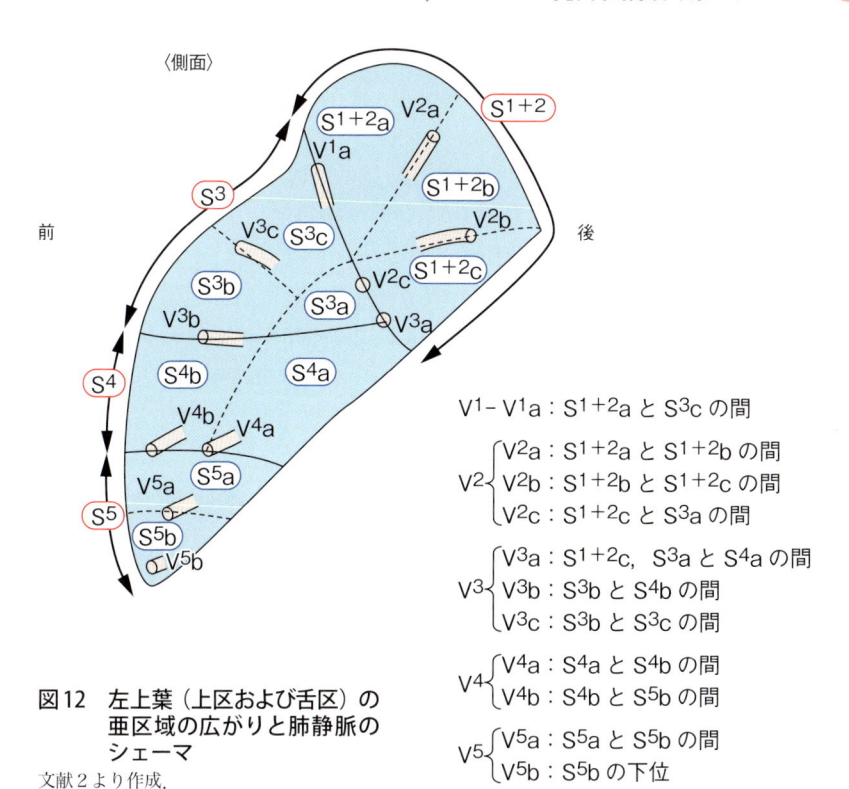

part. 2 胸部画像診断レッスン

〈側面〉

$V^1 - V^1a$：$S^{1+2}a$ と S^3c の間

$V^2 \begin{cases} V^2a：S^{1+2}a と S^{1+2}b の間 \\ V^2b：S^{1+2}b と S^{1+2}c の間 \\ V^2c：S^{1+2}c と S^3a の間 \end{cases}$

$V^3 \begin{cases} V^3a：S^{1+2}c,\ S^3a と S^4a の間 \\ V^3b：S^3b と S^4b の間 \\ V^3c：S^3b と S^3c の間 \end{cases}$

$V^4 \begin{cases} V^4a：S^4a と S^4b の間 \\ V^4b：S^4b と S^5b の間 \end{cases}$

$V^5 \begin{cases} V^5a：S^5a と S^5b の間 \\ V^5b：S^5b の下位 \end{cases}$

図12　左上葉（上区および舌区）の亜区域の広がりと肺静脈のシェーマ

文献2より作成．

A）右S6　　B）左S6

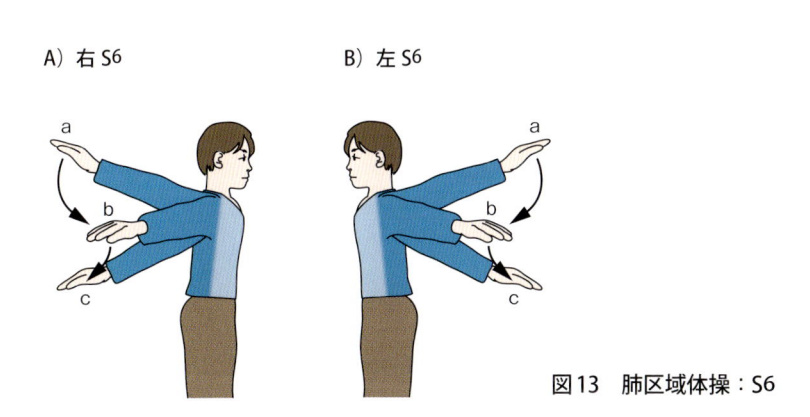

図13　肺区域体操：S6

Lesson 7　肺の正常解剖をマスターしよう！　81

指導医：そしてB6分岐後が底幹だね．各々の区域がどこにあるかわかるかな．
研修医：右肺では縦隔側にS7があります．そして両肺でS8が腹外側，S9が背外側，S10が背内側に存在します．
指導医：その通り．そして，S7，S8，S9には亜区域が2個ずつ（S7a，S7b，S8a，S8b，S9a，S9b）あり，S10には亜区域が3個（S10a，S10b，S10c）ある．いずれもa／bは上／下の関係だ．最後のS10cはS10bの内側にある．"体操"でいえば，最後にお尻の方に曲がる感じだね．
研修医：左右対称ということもあって，わかりやすいですね．右だと上，下，上，下，上，下，上，下，最後はお尻の方へクッと…（図14，15）．

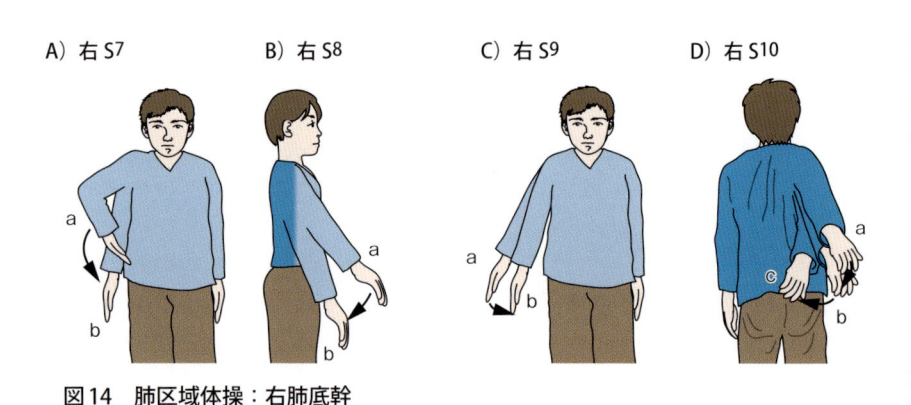

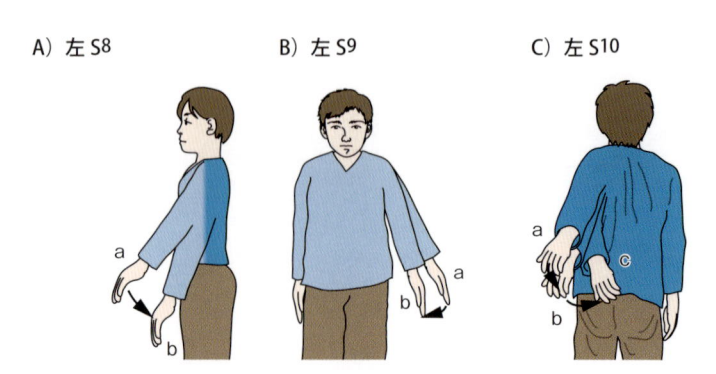

A）右S7　　B）右S8　　C）右S9　　D）右S10

図14　肺区域体操：右肺底幹

A）左S8　　B）左S9　　C）左S10

図15　肺区域体操：左肺底幹

若手放射線科医：左右ともB6と底幹との間に**過剰気管支**が認められる正常変異が存在し，B*と表記されます．対応する区域はsubsuperior segmentと呼ばれ，S*と表記されます．併せて覚えておきましょう．

研修医：亜区域を覚えてしまえば，わざわざ気管支を辿らずとも，"この辺りならこの区域がありそうだ"という見方で区域や亜区域を同定しても大丈夫でしょうか．

若手放射線科医：今回の亜区域の分布に関する知識を参考にしながら，各スライスでの気管支の形態，いわゆる"枝振り"を見て区域を予想する見方もできなくはありません．しかしながら，特に病変があると肺は変形して区域の位置が変化してしまうことがありますので，基本的には中枢側から気管支を順に追っていく作業は必要だと思います．

指導医：ただ，厚いスライスのCTでは気管支の走行が不明瞭にしか描出されない部位があることや**気管支分岐は正常変異が多い**ことから，中枢側のみからのアプローチでは行き詰まることがある．**気管支を順に追うアプローチを主として用いつつ，種々のアプローチを援用していくのが勧められるね．**

研修医："種々のアプローチ"ですか？

若手放射線科医：気管支の走行が不明瞭な部位では，先ほども話に出たように**伴走する肺動脈を目安とすることで亜区域を同定できる**場合がありますね．また，葉間胸膜も区域診断においては重要で，肺葉を分ける葉間胸膜のどちら側にあるかが区域を判断する上でキーとなることがあります．そしてHRCT（high-resolution CT：高分解能CT）を参考にするのも，気管支や葉間胸膜を同定する手助けになります．

指導医：それから**冠状断や矢状断などの再構成画像（MPR：multiplanar reconstruction）も有用**なので，積極的に活用したいね（図16）．MPRは区域診断に役立つのみならず，病変の性状や周囲構造との関係を把握するのにも有用なんだ．冠状断や矢状断像だけでなくあらゆる断面で眺めることも可能だよ．さらに1mm前後の薄層スライスの連続画像を5～10枚使って最小値投影処理（minimum intensity projection）を行うと，病変の小葉中心性分布や小葉間隔壁の肥厚を見事に描出できる，なんていう"裏技"もあるんだ（"小葉中心性"や"小葉間隔壁"についてはLesson 8「市中肺炎を見極める！」p87）を参照）．

研修医：へぇー．一口に胸部CTといっても，いろいろと奥が深いんですね．

指導医：そうなんだ．最後にいくつかの書籍がそれぞれに若干異なった観点から肺の区域解剖について解説しているので，文献3～6に挙げておくよ．これらも参考にして肺区域の同定の仕方をマスターしていこうね．

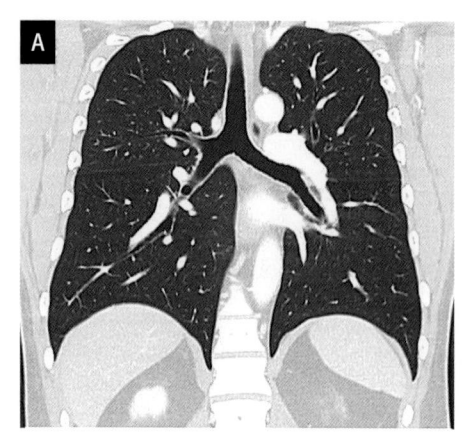

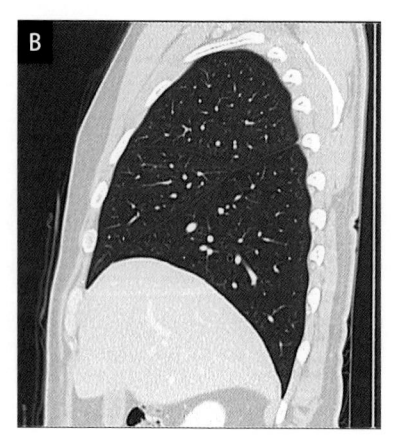

図16　正常胸部CT MPR（A：冠状断，B：矢状断）

文　献

1）「ネッター解剖学アトラス原著第4版」（相磯貞和 訳），南江堂，2007
2）「肺癌X線診断ハンドブック」（鈴木明，他 監修），協和企画通信，pp5-13，1984
3）「胸部のCT 第3版」（村田喜代史，他 編），メディカル・サイエンス・インターナショナル，pp90-118，2011
4）「胸部のCT 第2版」（村田喜代史，他 編），メディカル・サイエンス・インターナショナル，pp35-87，2004（「胸部のCT」の最新版は第3版ですが，第3版では削除された記述もあり，過去の版も参考になります）
5）「胸部画像診断の勘ドコロ」（高橋雅士 監修・編），メジカルビュー，pp92-126，2006
6）「胸腹部・骨盤部CT・MRI診断のキーワード160」（土屋一洋 監修），メジカルビュー，pp54-57，2002

part.2 **胸部** 画像診断レッスン

Lesson 8

市中肺炎を見極める！
～二次小葉に着目した読影のススメ～

症例 ❶ 33歳女性．基礎疾患なし．数日前からの39℃台の発熱と咳で来院

喀痰なし．呼吸音は清明．SpO₂ 96％（room air），WBC 5,500/μL，CRP 10.1 mg/dL．肺炎が疑われ，胸部単純X線写真と胸部CTが撮影された（図1～3）．

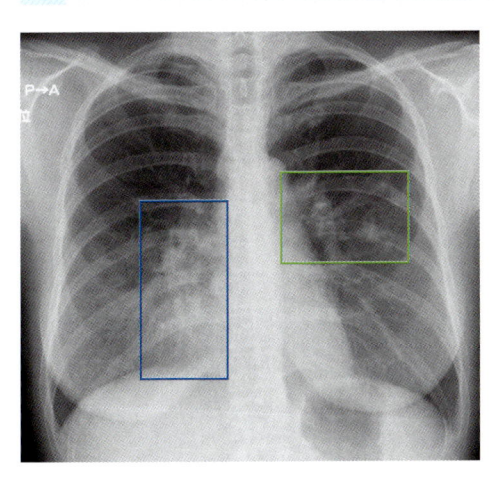

図1　胸部単純X線写真

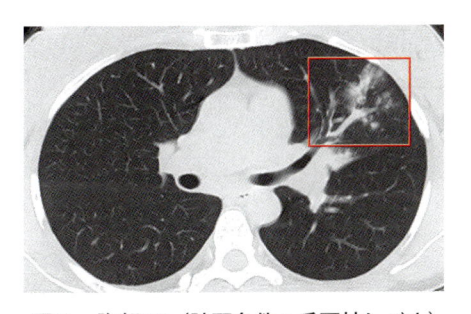

図2　胸部CT（肺野条件：舌区枝レベル）

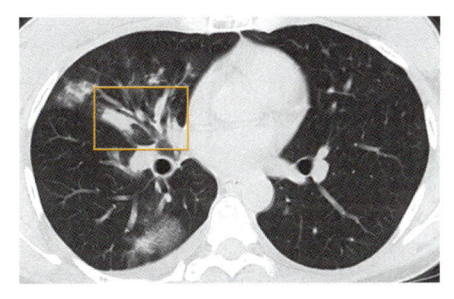

図3　胸部CT（肺野条件：中葉枝レベル）

● カンファレンス

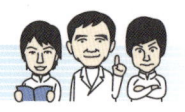

指導医：本症例では基礎疾患のない若年女性でWBCが正常範囲，そして臨床症状からも非定型肺炎が疑われるね．日本呼吸器学会から**細菌性肺炎**と**非定形肺炎**の鑑別基準が提唱されているので確認しておこう（**表**）．さて，画像所見はどうかな？

表　細菌性肺炎と非定型肺炎の鑑別項目と鑑別基準

① 年齢60歳未満		
② 基礎疾患がない，あるいは軽微		
③ 頑固な咳がある		
④ 胸部聴診上所見が乏しい		
⑤ 喀痰がない，あるいは迅速診断法で原因菌が証明されない		
⑥ 末梢血白血球数が10,000/μL未満である		
鑑別基準	非定型肺炎疑い	細菌性肺炎疑い
①〜⑤までの5項目中	≧3項目	≦2項目
①〜⑥までの6項目中	≧4項目	≦3項目

文献1を一部改変．

研修医：胸部単純X線写真（**図1**）では左中肺野に斑状影（□），右中下肺野に心陰影とのシルエットサイン陽性の浸潤影を認めます（□）．また，CT（**図2，3**）でも両肺に浸潤影が認められます．臨床所見を裏付けるような画像所見と思われます．

若手放射線科医：その通りですね．本症例はいわゆる気管支肺炎の画像パターンといえますね．ここで肺胞性肺炎とあわせて知識を整理しておきましょう．

ワンポイント！

● **肺胞性肺炎**

肺胞領域の浸出液がKohn孔などの側副換気路を介して隣接する肺胞領域に連続して進展する肺炎で，**非区域性の広がり**を呈する．急速に拡大するため，広範な陰影を呈することが多く，一葉全体に及べば大葉性肺炎と呼ばれる．胸部単純X線写真では，境界不明瞭な浸潤影やスリガラス影を呈し，air bronchogram（気管支透亮像）を伴うことが多い．CTではこれらの病変が明瞭に描出されるが，**小葉中心性陰影や気管支壁の肥厚は乏しい**のが特徴．肺炎球菌が代表的な起因菌で，肺炎桿菌（クレブシエラ）やレジオネラなどでも認められる．

● **気管支肺炎**

気管支炎や細気管支炎から連続して肺胞領域へと拡大する肺炎で，**1つの区域内に小病変が多発**する．胸部単純X線写真では，境界不明瞭な結節の集簇や斑状の浸潤

影としてとらえられ，拡大すれば区域性の浸潤影を呈する．CTでは浸潤影とともに**境界不明瞭な小葉中心性陰影の集簇**が認められ，関与する**気管支壁や気管支肺動脈束の肥厚**を伴っていることが多い．マイコプラズマ肺炎が代表的で，それ以外にもほとんどすべての細菌性肺炎が気管支肺炎の像を呈しうる．

若手放射線科医：本症例はペア血清でマイコプラズマ肺炎と確定診断できたのですが，画像的にも小葉中心性陰影（図2の□）や比較的中枢側まで目立つ気管支壁や気管支肺動脈束の肥厚（図3の□）はマイコプラズマにわりと特徴的な所見とされており，クラミジア肺炎などのほかの非定型肺炎との鑑別にも有効といわれています[2]．マイコプラズマ肺炎では気道の線毛上皮が選択的に侵され，気管支上皮からその周囲肺胞領域に炎症が波及していくために，このような像を呈すると考えられています．

研修医："小葉中心"や"気管支肺動脈束"とは何でしょうか？

指導医：これらを理解するには，まずは"二次小葉"の知識が必要だね．肺は区域の中心を気管支と肺動脈が走行し，区域と区域の境界を田んぼの畦道のように肺静脈が走行することは知っているよね．じゃあ，肺をどんどん拡大していくとその基本構造がどこまで保たれているかというと，それが保たれている最小構成単位が二次小葉なんだね．肺の画像診断では二次小葉を意識することが非常に大事なので，ここでマスターしておこう．以下に二次小葉と小葉中心に関して説明するよ．

ワンポイント！ 二次小葉と小葉中心[3]（図4）

- 気道は10〜20分岐をくり返して終末細気管支に至るが，**細気管支**を中心として**小葉間隔壁**によって囲まれる領域をMillerは"**二次小葉**"として定義している

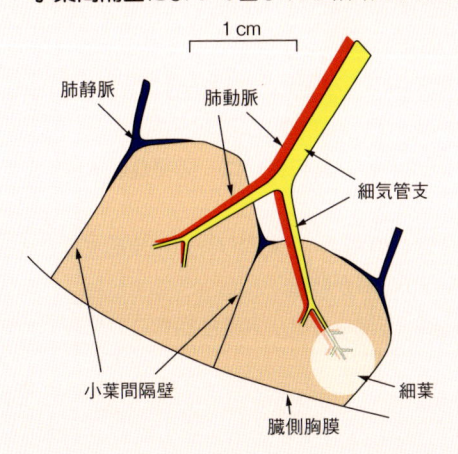

図4 二次小葉のシェーマ
文献4より作成．

（図4）．その大きさはおおむね1cm前後である．実際の標本でも肉眼的に確認可能で，高分解能CT（high-resolution CT：HRCT）でも認識される大きさであるため，**肺のHRCTを診断するうえで重要な役割**をはたす．ちなみに1つの二次小葉の中に複数個の細葉が含まれる．

- **小葉中心**は**肺動脈**および**細気管支**からなり，**胸膜から少し離れた**線状分岐影となる．また，**小葉辺縁**は**胸膜**，**肺静脈**および**小葉間隔壁**からなり，**胸膜から連続し直交する**線状影となる．
- HRCTにおける小葉中心性病変とは**終末細気管支から呼吸細気管支**の病変であり，しばしばその周囲肺胞領域にも変化が及ぶ．小葉中心性病変のHRCT像では**小葉中心構造からなる分岐状影が腫大し，その周囲にスリガラス状〜濃厚影などさまざまな高吸収域を伴う**．
- **小葉中心性病変**を呈する疾患群は**経気道性の病変が主体**であり，経気道感染症，非感染性の気道炎症性疾患，吸入性肺疾患などが含まれる．

研修医：うーん，なかなか難しいですね．

指導医：一度に全部を理解するのは大変だけど，そういう意識をもって読影を続けることで徐々に理解できるようになるし，力もついてくるよ．では，次は気管支肺動脈束の肥厚の説明をしよう．

ワンポイント！ 気管支肺動脈束（bronchovascular bundle：BVB）の肥厚[5]

- 肺動脈と気管支は共通した結合織に囲まれ気管支肺動脈束（あるいは気管支血管束とも呼ぶ）という構造を形成しており，CTにおける肺動脈像の腫大や気管支壁の肥厚像をまとめて"**気管支肺動脈束の肥厚**"という．
- 気管支肺動脈束には血管や気管以外にも，リンパ管や気管支肺動脈循環が分布しており，これらの病変が主体であってもBVBの肥厚は認められる．例えば，**サルコイドーシス**，**癌性リンパ管症**，**悪性リンパ腫の肺浸潤**，**間質性肺水腫**などである．
- BVB肥厚に加えて**小葉辺縁構造の病変を伴えば，上記のリンパ系疾患を疑うきっかけになる．逆に小葉辺縁構造の病変がないか軽度であるような場合は，急性あるいは慢性の気道病変**であることが多い（マイコプラズマ肺炎もこれに相当）．

若手放射線科医：BVBの肥厚は疾患の鑑別に役立ちますので，ぜひ覚えておきましょう．以下は参考症例になります（図5）．

part. 2　胸部画像診断レッスン

参考症例 A　62歳女性．サルコイドーシスで外来フォロー中

呼吸器症状なし．ACE 23.2 mg/dL（基準値 8.3〜21.4 mg/dL）．

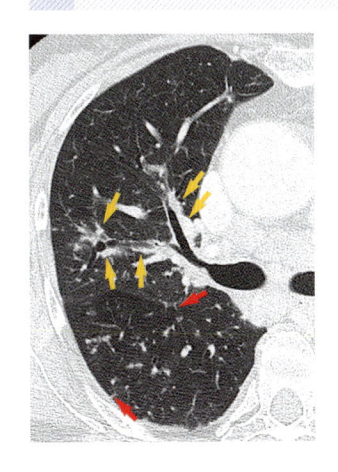

図5　HRCT像
右中葉にBVBの肥厚が認められる（→）．また，小葉隔壁の肥厚と考えられる胸膜に直行する線状影もわずかに認められる（→）．サルコイドーシスの肺病変の所見である．

研修医：うーん…．やはり難しく感じますが，できるだけ意識してがんばってみます．
指導医：その意気だよ！ では，最後にもう一例．二次小葉に注目して読影してみよう．

参考症例 B　19歳女性．健診で胸部異常影を指摘された

臨床症状は特になし．炎症所見陰性．

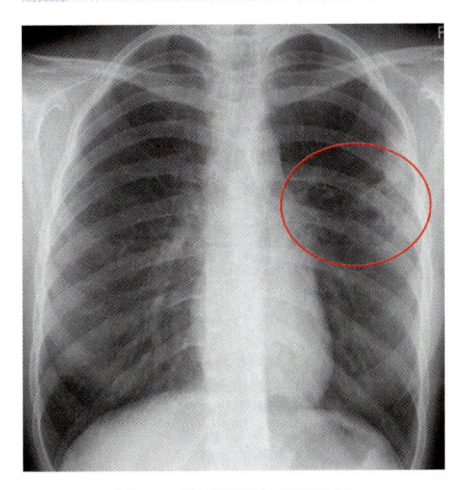

図6　胸部単純X線写真　　　図7　HRCT像

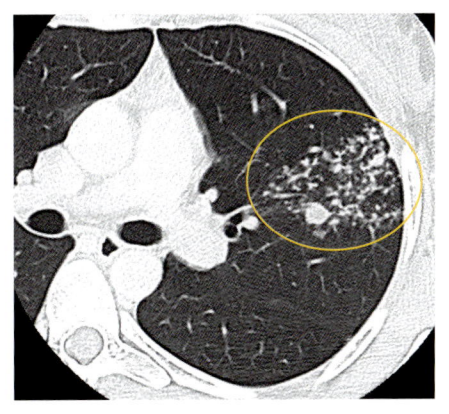

Lesson 8　市中肺炎を見極める！　89

研修医：胸部単純Ｘ線写真では左上・中肺野に粒状影や斑状影を認めます（図6○）．CTでは左上葉に樹枝状に配列する粒状影や小結節影を認めます（図7○）．これらは小葉中心性の分布を呈していると思われます．ただ細菌性肺炎や先ほどの非定型肺炎とはちょっと違うようですが…．

指導医：そうだね．これは"tree-in-bud appearance"と呼ばれる所見で，肺炎の鑑別の際には非常に重要だよ．

ワンポイント！ tree-in-bud appearance[5]

- HRCTにおいて**腫大した分岐線状陰影の先端に，比較的辺縁明瞭な粒状陰影が連続して認められ，分岐した木の枝の先端に芽が膨らんでいるように見える**所見である．

- **活動性結核の経気道散布**を示すCT所見としてはじめて報告され，病理学的には終末細気管支や呼吸細気管支，肺胞道が乾酪性物質で充填され拡張した状態を反映している．このように，当初は小葉中心部というより末梢の細葉中心部における所見として意図されたが，最近ではより中枢側にあたる小葉細気管支や終末細気管支を中心とした病変にも用いられることがある．

- 小葉中心性結節自体は非感染性疾患でもしばしば認められる所見であるが，tree-in-bud appearanceは**経気道感染に特異的な所見**と考えられている[6]．特に抗酸菌が代表的で，それ以外の感染性肺炎でも認められるが，**結核や非結核性抗酸菌症（nontuberculous mycobacteriosis：NTM）**の分岐状陰影は（肉芽腫性変化を反映しているため）**濃厚**かつ**境界明瞭**なのに対して，**マイコプラズマや細菌感染**では分岐状陰影が**淡く境界不明瞭**な傾向がある．

研修医：本症例では分岐状陰影が濃厚で境界明瞭なので，抗酸菌感染が疑われるのですね．年齢などの臨床所見もあわせると，（NTMよりも）結核の方が疑わしいように思います．

若手放射線科医：その通りですね．本症例は喀痰は陰性だったのですが，気管支鏡・BAL（bronchoalveolar lavage：気管支肺胞洗浄）での塗抹とPCRが陽性で結核と診断できました．画像から肺炎の起因菌を推定するのは簡単ではないのですが，マイコプラズマや結核，NTMなどではCTが有効なこともありますので，これらの所見は覚えておくとよいでしょう．

指導医：ただし，ここで注意しておきたいのが，感染性肺炎の診断は原則として胸部単純Ｘ線写真で十分だということだね．肺炎を疑った全症例にCTを施行するようなことはＸ線被曝の観点から慎まなければならないよ．胸部単純Ｘ線写真で典型的な肺炎像を認めた場合は，CTは必要ないよね．CT適応の絶対的な基準があるわ

けではないけれど，以下の場合などでは，CT撮影を行う意義があると考えられているよ[7]．

① 肺炎を疑わせる臨床所見がありながら胸部単純X線写真で陰影が同定できない場合
② 肺癌，肺結核，間質性肺炎など細菌性肺炎以外の疾患と鑑別を要する場合
③ 免疫不全や呼吸器基礎疾患の存在が疑われる場合
④ 重症例で合併症を把握することが必要な場合
⑤ 原因菌が同定できず初期治療（エンピリック治療）が効を奏さない場合
⑥ 適切な治療が行われているにもかかわらず病状が改善しない場合

オーダーの際にはしっかり適応を選んで，また，読影の際には着実に二次小葉を意識していこうね．

文献

1) 「成人市中肺炎診療ガイドライン」（日本呼吸器学会呼吸器感染症に関するガイドライン作成委員会），日本呼吸器学会，2007
2) Nambu, A., et al. : Chlamydia pneumonia: comparison with findings of *Mycoplasma pneumonia* and *Streptococcus pneumonia* at thin-section CT. Radiology, 238 : 330-338, 2006
3) 「これだけおさえれば大丈夫2　胸部画像診断の勘ドコロ」（高橋雅士 編），メジカルビュー社，pp. 150-159, 2006
4) 「肺HRCT」（Webb W. R., et al. 著，蝶名林直彦 監修，西村直樹 他 訳），丸善，pp. 89-97, 2010
5) 瀬戸明香 他：画像診断のkey words：Bronchovascular bundle（BVB）の肥厚．画像診断，25：348-351, 2005
6) Aquino, S. L., et al. : Tree-in-bud pattern : frequency and significance on thin section CT. J Comput Assist Tomogr, 20 : 594-599, 1996
7) 叶内 哲：呼吸器感染症画像診断の基礎：細菌性肺炎．画像診断，30：383-393, 2010

part.2 胸部 画像診断レッスン

Lesson 9 7種類の特発性間質性肺炎をマスターする！
～"アルコールを飲む"で覚えよう～

症例 1 75歳女性．数週間前からの38℃前後の発熱と乾性咳嗽で近医受診し，胸部単純X線写真にて異常陰影を指摘され精査目的にて来院

WBC 4,800/μL，CRP 5.6 mg/dL，SpO2 94％（room air）．肺炎が疑われ，胸部単純X線写真に加えて胸部CTが撮影された（図1～4）．

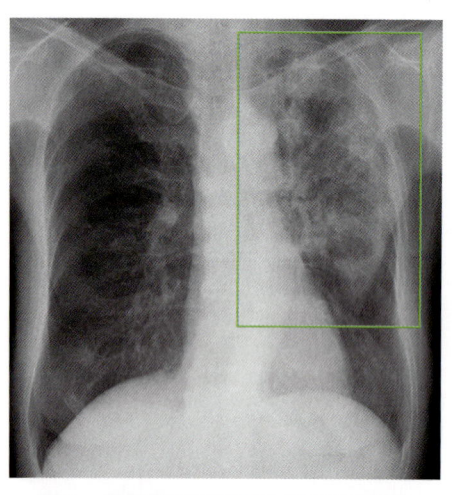

図1 胸部単純X線写真（当院初診時）

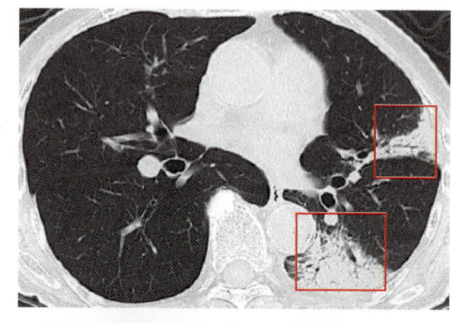

図2 胸部CT（初診時：中肺野レベル）

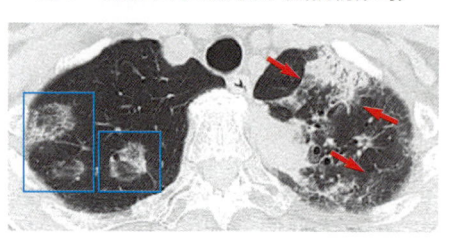

図3 胸部CT（初診時：上肺野～肺尖レベル）

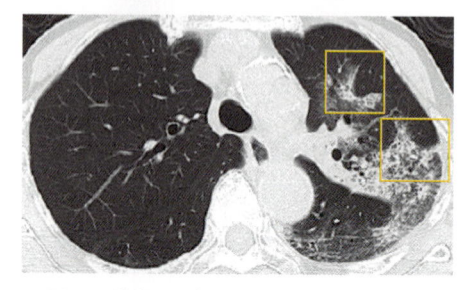

図4 胸部CT（初診時：上肺野レベル）

part. 2　胸部画像診断レッスン

● カンファレンス

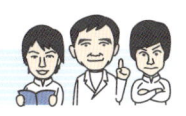

若手放射線科医：胸部単純X線写真やCTの画像所見はどうでしょうか？

研修医：はい．まず胸部単純X線写真（図1）では，左上〜中肺野を主体に濃い不均一な浸潤影が認められます（図1□）．やや末梢（胸膜直下）優位な分布を示している印象です．同日撮影された胸部CT（図2〜4）では，その左肺の濃厚な浸潤影内部に**気管支透亮像（air bronchogram）**が認められます（図2□）．また濃厚陰影の周囲にはすりガラス陰影もみられるようです（図3➡）．そして左肺のみならず右上肺野にも陰影があって，何だか丸くてすりガラス陰影と濃厚陰影とが混在している感じです（図3□）．また左肺の陰影は一部で収縮性変化や胸膜の引きつれも加わっているようです（図4□）．

指導医：本症例では**濃い浸潤影（consolidation）とすりガラス陰影（GGA：ground-glass attenuationまたはGGO：ground-glass opacity）**とが混在して存在し，数週間という亜急性の経過をたどっているね．これから何を考えるかな？

研修医：年齢がちょっと合わないかもしれませんが，発熱と乾性咳嗽，そして陰影が目立つわりにはWBCが正常範囲ということで，前項Lesson 8 でとりあげた非定型肺炎という診断はどうでしょうか？

若手放射線科医：確かに非定型肺炎や器質化傾向にある細菌性肺炎は可能性として考慮すべきですね．またあえて肺炎以外の可能性をあげるとすれば，細気管支肺胞上皮癌（BAC：bronchioloalveolar carcinoma）やMALT（mucosa-associated lymphoid tissue）などの悪性リンパ腫といった腫瘍性病変も考えられなくはないですね．ただ炎症としてほかに特殊な肺炎の可能性は考えられませんか？

研修医："特殊な肺炎"ですか？

指導医："特殊な肺炎"として特発性間質性肺炎という病態があることを知っているかな？

研修医：名前だけは聞いたことがあります．NSIPとかLIPとか呼んでいる肺炎ですよね．

指導医：特発性間質性肺炎は2002年にATS（American Thoracic Society）とERS（European Respiratory Society）の合同委員会から国際合意声明が発表されて[1]，7種類に分類されたんだ．

若手放射線科医：ええ．臨床診断名と病理組織名とで少し言い方が違いますが，われわれが臨床で使用する診断名としては，IPF，NSIP，COP，AIP，DIP，RB-ILD，LIPの7つですね（表1）．

研修医：以前に呼吸器内科をローテートしたときに，カンファレンスでスタッフの先

表1　7種類の特発性間質性肺炎の臨床診断名（後述の"AL DRINC"の順に呈示）

頭文字	略語	フルスペル	日本語
A	AIP	acute interstitial pneumonia	急性間質性肺炎
L	LIP	lymphoid interstitial pneumonia	リンパ球性間質性肺炎
D	DIP	desquamative interstitial pneumonia	剝離性間質性肺炎
R	RB-ILD	respiratory bronchiolitis associated interstitial lung disease	呼吸細気管支炎を伴う間質性肺疾患
I	IPF	idiopathic pulmonary fibrosis	特発性肺線維症
N	NSIP	nonspecific interstitial pneumonia	非特異性間質性肺炎
C	COP	cryptogenic organizing pneumonia	特発性器質化肺炎

2012年の分類であり，2013年に新分類に改訂されている
（⇒新分類は本書続編『画像診断に絶対強くなるワンポイントレッスン2』p43の表4に該当）

生が「これはNSIPパターンですね」といっていたのを覚えています．でもそんなに細かく分類する必要はあるのでしょうか…？　いずれにしても特発性間質性肺炎は抗生物質でなくステロイドで治療するんですよね．だったら経過が急性か慢性かで急性間質性肺炎と慢性間質性肺炎の2つだけでもいいのではないですか．

若手放射線科医：そういうシンプルな考え方もあるんでしょうが，7種類に分けたのは，病理組織学的な特徴がそれぞれ違うんですね．そして治療には**ステロイド**や**免疫抑制薬**，あるいはそれ以外の薬剤（抗線維化薬など）を使用することもあるわけですが，それらの薬剤の反応性，ひいては予後がどの種類の間質性肺炎かによって違ってきたり，それから一部の特発性間質性肺炎は特に喫煙との関連が深くて，禁煙すると治るという特徴もあったりします．…そういうふうに治療方針もどの種類の間質性肺炎かによって微妙に違ってくるんですね．

研修医：でも7つも覚えるのは面倒ですね．勉強してもすぐに忘れてしまいそうで．

若手放射線科医：そういうときは"語呂合わせ"で覚えるといいですよ．先ほど一部の特発性間質性肺炎は喫煙との関連が深いといいましたが，喫煙と並んで嗜好品の代表例であるアルコールを使って，"アルコールを飲む"と覚えるんです．

ワンポイント！　特発性間質性肺炎の覚え方「AL DRINC」

Alcohol Drink．Alcoholの最初の2文字をとって"AL"．Drinkは最後のkをcに変えて"Drinc"，つまり"AL DRINC"と覚える．AがAIP，LがLIP，DがDIP，RがRB-ILD，IがIPF，NがNSIP，CがCOPとなる（表1）．ちなみに**DRINC**の最初の2文字，DとRが特に喫煙との関連が深い疾患である．そして最後の3つ，すなわちIPF，NSIP，COPが頻度の高い疾患ということになる．

part. 2　胸部画像診断レッスン

表2　特発性間質性肺炎との鑑別が必要な疾患

① 心不全	⑩ 薬剤性肺炎
② 肺炎（特に異型肺炎）	⑪ 好酸球性肺炎
③ 既知の原因による急性肺傷害（ALI）	⑫ びまん性汎細気管支炎
④ 膠原病	⑬ 癌性リンパ管症
⑤ 血管炎	⑭ 肺胞上皮癌
⑥ サルコイドーシス	⑮ 肺リンパ脈管筋腫症（LAM）
⑦ 過敏性肺炎	⑯ 肺胞蛋白症
⑧ じん肺	⑰ ランゲルハンス細胞肉芽腫症
⑨ 放射線肺炎	

文献2より引用.

研修医：なるほど．"AL DRINC"ですか．それだと覚えやすいですね．

指導医：何事もまずは苦手意識を克服することが大事なので，語呂合わせでスッキリと覚えるのはマスターする入り口としてはなかなかいいね．

研修医："特発性"間質性肺炎というからには，原因がはっきりしているものは含めないんですか？

若手放射線科医：LIPなど一部の例外を除いて原則はそうだと思ってよいと思います．

指導医：**特発性間質性肺炎の診断基準**[2]における主要項目の1つとして，「原因の明らかな疾患を鑑別する」という事項があって，膠原病や薬剤性など原因の明らかな間質性肺炎や，ほかのびまん性肺陰影を呈する疾患を除外するという必要性が強調されているね．**特発性間質性肺炎との鑑別が必要な疾患**のリストが厚生労働省の研究班から報告されているので参考にしよう（**表2**）[2]．ただし例えばその**表2**のなかで鑑別が必要な疾患とされている「④膠原病」については，特発性間質性肺炎の1つであるLIPでは膠原病による肺病変が除外項目ではなくLIPのなかに含まれていたりする．また**表2**の「④膠原病」と「⑤血管炎」は別の病態なの？といった疑問も湧いてくるかもしれないけれど，そのあたりに関しては日本呼吸器学会がホームページにわかりやすい図を公開しているので参考にしよう（**図5**）[3]．

　それでは症例1の話に戻ろう．本症例は抗生物質投与も奏効せず，最終的には特発性間質性肺炎の1つであるCOPが最も疑われて**BAL**（bronchoalveolar lavage：気管支肺胞洗浄）および**TBLB**（transbronchial lung biopsy：経気管支肺生検）が予定されていたのだけれど，実は患者さんの長男がドクターで「母親（患者）は辛い検査を非常に苦手としているので，侵襲性の高い検査はなるべく控えてほしい．COPであれば自然に寛解する可能性もありうるので，まずは様子を見させてほしい」という強い希望があったため，非ステロイド系抗炎症薬（NSAIDs）

Lesson 9　7種類の特発性間質性肺炎をマスターする！　95

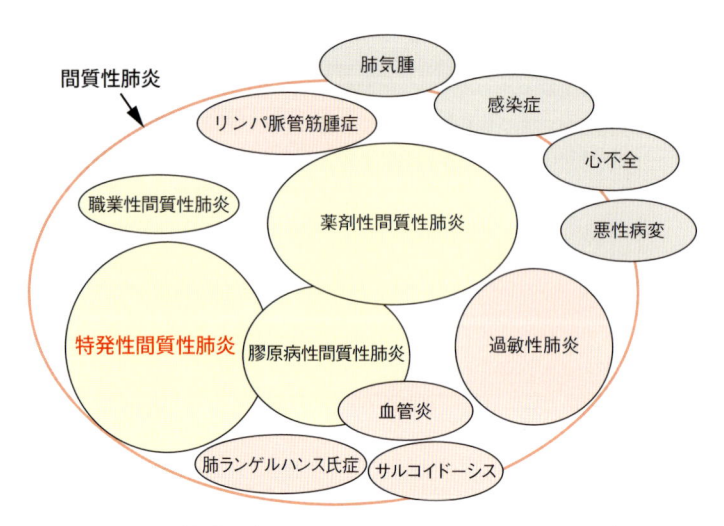

図5 間質性肺病変における特発性間質性肺炎の位置づけ
文献3より引用.

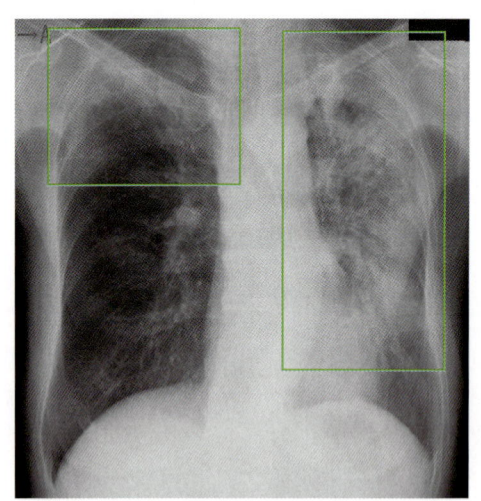

図6 胸部単純X線写真（初診より2週間後）

を投与しながらまずは経過観察となったんだ．その2週間後の胸部単純X線写真が図6だけれど，初診時と比較して所見はどうかな？

研修医：当院初診時の胸部単純X線写真（図1）と比較して，明らかに両肺の陰影が増悪しています（図6□）．

指導医：そうだね．陰影の増悪はCTをみるまでもなく単純X線写真のみで明らかな

図7　胸部HRCT（初診時：大動脈弓上縁レベル）

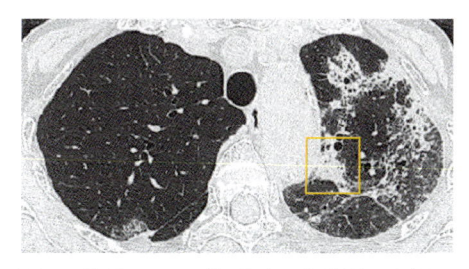

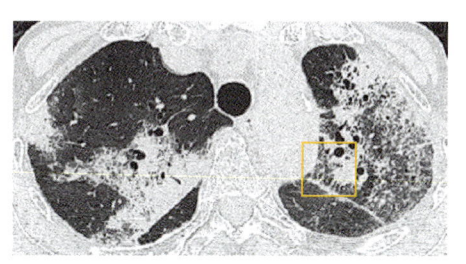

図8　胸部HRCT（初診2週間後：大動脈弓上縁レベル）

んだけれど，実は同日施行されたフォローアップCTで新しい情報が1つ得られている．

研修医：新しい情報？

指導医：図7が当院初診時のCT，図8が同じレベルの2週間後のCTなのだけれど，ほとんどの陰影が明らかに増悪しているなかで，1箇所だけ陰影が改善している部位があるんだ（図7，8☐）．

若手放射線科医：本当だ．微妙な所見ですけれど，いわゆる"wandering pneumonia"ですね．

研修医：wandering pneumonia？ 遊走する肺炎？ 何ですか，それ…．

若手放射線科医：COPでは陰影が自然に寛解したり増悪したりするので，結果としてあたかも肺炎様陰影が遊走しているかのように見える…それがwandering pneumoniaです．

研修医：なるほど．

若手放射線科医：それから冒頭に話題にでた「何だか丸くて濃厚陰影とすりガラス陰影とが混在している感じ（図3☐）」というCT所見は，ほぼ"reversed halo sign"といえますよね．

指導医：そうだね．

研修医：reversed halo sign？

若手放射線科医：halo signというのは図9のように濃厚な陰影や結節の周囲をすりガラス陰影が囲んでいる状態で，**侵襲性アスペルギルス症**などの真菌感染症や**Wegener肉芽腫症**，**多血性腫瘍**，**BAC**，**COPやCEP**（chronic eosinophilic pneumonia：慢性好酸球肺炎）などで認められるとされているんです[4]．
reversed halo signとはその逆，つまり中心部がすりガラス陰影で周囲を濃厚陰影が囲んでいる状態で，**COPに比較的特異的なサイン**であるとされているんです[4,5]．

Lesson 9　7種類の特発性間質性肺炎をマスターする！

参考症例 A　38歳男性．BACの症例

左肺上区に濃厚陰影の周囲をすりガラス陰影が囲んでいる所見が認められ（□），典型的なhalo signの像である．

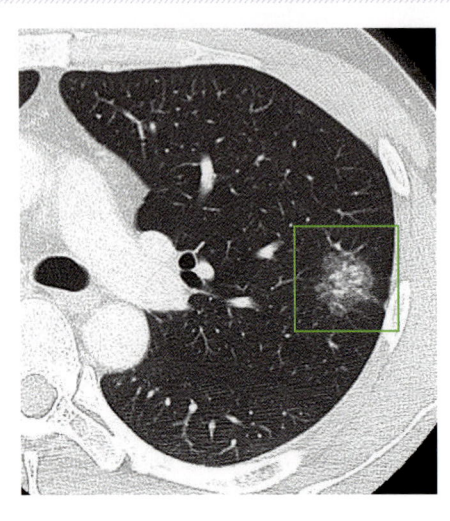

図9　胸部HRCT（中肺野レベル）

研修医：なるほど．wandering pneumoniaとreversed halo sign，いずれもCOPに特徴的な所見が得られているんですね．

若手放射線科医："コップ（= COP）は移動する（= wandering）し，ひっくり返る（= reversed）" と覚えるといいですね．

指導医：そうだね．それで本症例はこの初診から2週間後の時点で，CRPは5.6 → 10.6 mg/dLと悪化．一方で血清アルブミンが3.5 → 2.8 g/dLと低下し，低栄養に加えて貧血の進行も認められたため，これ以上の経過観察は困難と判断して，息子さんを説得してTBLB/BALに踏み切ったんだ．

研修医：1つだけ疑問があるんですが，最初からCOPが疑われていたんですよね．でしたら非ステロイド系抗炎症薬で様子をみないで，試しにステロイドパルスを行ってみるという選択肢はなかったんでしょうか？

若手放射線科医：ステロイドパルスは合併症のリスクがある強力な治療ですね．「疑っているから試しにやってみよう」というわけにはいかないんじゃないでしょうか．それに診断が確定しなければ，開始量を含めたステロイド投与のスケジュールも決められないでしょうし…．仮に最も疑わしい診断名の投与スケジュールにて "見切り発車" で投与開始したとしても，その後にせっかく施行したTBLB/BALのデータがステロイドで修飾されて診断不能に陥ることもあるみたいですよ．

part. 2　胸部画像診断レッスン

指導医：その通りだね．「TBLB/BALのデータが修飾されても，ステロイドが奏効して診断と治療を兼ねられるならいいんじゃないか」というマニアックな意見もあるかもしれないけれど，重症細菌性肺炎やニューモシスチス肺炎，結核や悪性リンパ腫などはステロイド投与でいったん陰影が軽快して，呼吸不全も一過性に改善することがあるんだ．当然ながらその後は増悪するんだけれど，いずれにしても見切り発車のステロイドで「診断がつく」とか「治療を兼ねる」という簡単な問題ではないんだね．**肝要なのはTBLB/BALで早く診断をつけて，適確な治療を開始する**ということだね．症例1に関していえばTBLB/BALで先ほども鑑別として話題に上がったBACやリンパ腫を否定し，そしてどの種類の間質性肺炎かを確定することが大切だ．

若手放射線科医：画像だけでは確定できずにTBLB/BALが必要という点では，COPはCEPとの画像上の鑑別も難しいですよね[6〜9]．画像上どちらか鑑別がつかないケースでは，両者を併せて"**COP/EPパターン**"と呼んだりもしますよね[9]．

指導医：そうだね．実は症例1も画像上の診断としてCOPと並んで有力視されていたのがCEPだったのだけれど，BALの結果は好酸球ではなくリンパ球が優位で最終的にCOPと診断されたんだ．その後はステロイドパルス治療が奏効し，現在は寛解状態に至っているんだ．

それでは，COP以外に頻度の高いIPFとNSIPの症例についてもみておこう．

参考症例 B　67歳男性．IPFの症例

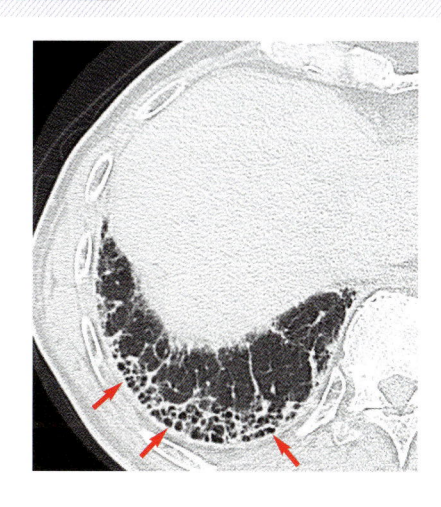

図10　胸部HRCT（肺底部）

Lesson 9　7種類の特発性間質性肺炎をマスターする！

指導医：図10は典型的なIPFの症例なのだけれど，HRCTにて壁の厚い1cm未満の囊胞性病変が胸膜下に多層性に集簇してみられるね（→）．このような典型的な"honeycomb lung（蜂巣肺または蜂窩肺）"が胸膜直下を主体に正常肺と隣接，混在して認められる"病変の不均一さ"がCT上の特徴だ[8]．ステロイドの反応性がきわめて低く[6]，5年生存率は30％以下とも報告されているね[10]．IPFでは牽引性気管支拡張や肺の容量減少などの線維化を反映した所見も認められるよ．

若手放射線科医：なお，IPFの病理所見に言及するときにはUIP（usual interstitial pneumonia）という用語を使いますが，臨床でも慣用的にIPFの同義語としてUIPが用いられることがありますので，併せて覚えておきましょう．

指導医：一方でNSIPは，炎症細胞の間質へのびまん性浸潤が主体のcellular NSIP（c-NSIP）と，間質のびまん性線維化が進行したfibrosing NSIP（f-NSIP）に分類される．CTでは両側性，多発性のすりガラス陰影や浸潤影が胸膜からわずかに離れた部位を中心にみられることが多いんだ[6,8]．c-NSIPでは気管支血管束に分布するすりガラス陰影や浸潤影が主体となる一方，f-NSIPでは不整な線状，網状構造が重積したようなすりガラス陰影が主体とされている[6,8]．f-NSIPでは牽引性気管支拡張や容量減少など線維化を反映した所見もみられるけれど，IPFと違って一般に典型的な蜂巣肺はみられず[6,8,10]，病変は全肺にわたってほぼ均一とされている[6,8]．またc-NSIPは予後良好な例が多いのだけれど，f-NSIPは治療抵抗性の症例も多く，特に10年以上の長期予後は不良と報告されているんだ[6,8,10]．

ここでは外科的に生検を行い病理組織学的にc-NSIPと診断された症例のHRCTを呈示しておこう（図11）．

参考症例 C 78歳女性．c-NSIPの症例

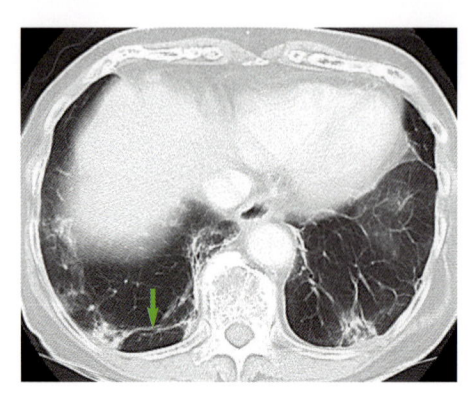

図11　胸部HRCT（肺底部）

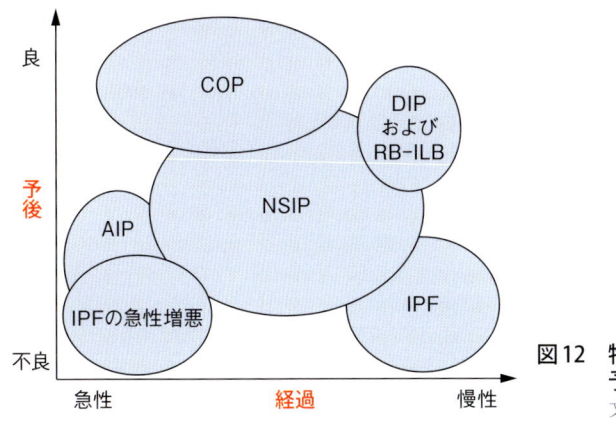

図12 特発性間質性肺炎の種類と予後，経過
文献8より作成．

若手放射線科医：この症例では，NSIPや石綿肺に比較的特徴的とされる胸膜下線状影（subpleural curvilinear shadow：胸膜に平行して走る異常線状影や帯状影[11]）も認められますね（図11 ➡）．

指導医：そうだね．それから特発性間質性肺炎のなかで予後が悪いのは，前述のIPFとf-NSIPに加えAIPの3つだということも図12と併せて覚えておきたいね．

研修医：なるほど．どの特発性間質性肺炎なのかを分類することは非常に重要なんだと図12をみていても感じますね．

若手放射線科医：特発性間質性肺炎のなかでの分類も重要ですが，図5に示したほかの原因による間質性肺病変との鑑別も非常に重要です．例えば，慢性過敏性肺炎や薬剤性肺炎，膠原病肺でもNSIPやIPFなどの特発性間質性肺炎と同様の画像を呈することがあり，特に膠原病においては肺病変が初発症状となることもあります[8]．そのような背景因子がある場合には，原疾患に対する治療をすることで改善が見込まれたり，病勢の進行を抑えられたりすることがありますので，種々の臨床情報とも併せて，また場合によっては病理組織を得て総合的に判断することが重要ですね．

指導医：そうだね．特発性間質性肺炎は一見とっつきにくい面もあるけれど，ほかの間質性肺病変との位置づけを含めてしっかりと理解しておくことが大切だね．

謝辞：稿を終えるにあたり，症例をご提供いただきました長崎市立病院成人病センター呼吸器内科 夫津木要二先生，放射線科 川野洋治先生に深謝いたします．

文 献

1) ATS/ERS international multidisciplinary consensus classification of the idiopathic interstitial pneumonias. Am J Respir Crit Care Med, 165：277-304, 2002
2) 難病情報センター／診断治療指針／特発性間質性肺炎
   http://www.nanbyou.or.jp/sikkan/076_i.htm
3) 日本呼吸器学会ホームページ／市民のみなさまへ／特発性間質性肺炎
   http://www.jrs.or.jp/home/modules/citizen/index.php?content_id=20
4) 氏田万寿夫：知っておきたいsign 〜肺のHRCTをきわめる．画像診断, 26：468-476, 2006
5) Kim, S. J., et al.：Reversed halo sign on high-resolution CT of cryptogenic organizing pneumonia：diagnostic implications. AJR, 180：1251-1254, 2003
6) 「これだけおさえれば大丈夫 2．胸部画像診断の勘ドコロ」（高橋雅士 編著），pp.172-193, メジカルビュー，2006
7) Arakawa, H., et al.：Bronchiolitis obliterans with organizing pneumonia versus chronic eosinophilic pneumonia：high-resolution CT findings in 81 patients. AJR, 176：1053-1058, 2001
8) 「特発性間質性肺炎 診断と治療の手引き」（日本呼吸器学会びまん性肺疾患診断・治療ガイドライン作成委員会 編），南江堂，2004
9) 佐土原順子 ほか：Multi-focal consolidation pattern 〜肺のHRCTをきわめる．画像診断, 26：399-408, 2006
10) 三角茂樹：Multi-focal ground-glass pattern 〜肺のHRCTをきわめる．画像診断, 26：388-398, 2006
11) 「胸部のCT 第2版」（村田喜代史 編），p.311, メディカル・サイエンス・インターナショナル，2004

part.2 **胸部**画像診断レッスン

Lesson 10 救急大動脈疾患の診断ポイント
～命にかかわる!! 大動脈解離や大動脈瘤の絶対に見逃せないサイン～

症例 ① 64歳男性．突然の胸背部痛を主訴に来院

WBC 11,400/μL，CRP 7.94 mg/dL，D-dimmer 20.2 μg/mL．既往歴として高血圧症あり．腎機能障害があり，まず単純CTが撮影された．

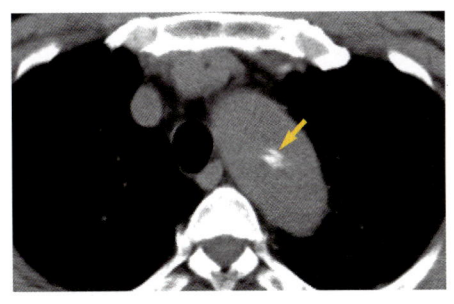

図1　単純CT（大動脈弓部レベル）

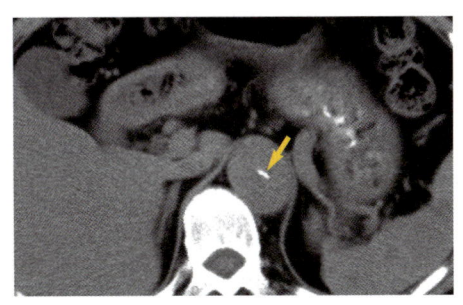

図2　単純CT（脾門部レベル）

● カンファレンス

指導医：さて所見はどうかな？

研修医：既往やD-dimmerの値からは大動脈解離を疑いますが…．単純CTだけでは診断は厳しいのではないでしょうか．

若手放射線科医：単純CTでも解離の診断に有効なことがありますよ．石灰化の位置に注目してみましょう．

研修医：石灰化は大動脈の内腔に浮いたように存在していますね（図1，2 ➡）．あれ？ 通常では動脈硬化性の石灰化は大動脈壁に沿ってみられるような…．

指導医：いいところに気がついたね．**動脈硬化による石灰化は内膜**に生じるのは知っているよね．大動脈解離は大動脈壁のどの部分が剥離するかは覚えているかい？

研修医：確か中膜だったような…．

若手放射線科医：その通りですね．大動脈解離とは"大動脈壁が中膜のレベルで2層に剥離し，動脈走行に沿ってある程度の長さを持ち2腔になった状態"として定義されていますね[1]．したがって，内膜の石灰化は（内膜と中膜の一部で構成され，偽腔と真腔を分ける構造である）flapに沿って認められることになりますね．大動脈解離では石灰化が大動脈壁から離れ，内腔に浮いたように存在する[2]ことを覚えておきましょう．図3も参照してください．

指導医：さて，この症例は単純CTで大動脈解離が疑われたため，その正確な評価のために造影CT（図4〜7）が施行されたのだけれど，所見はどうかな？

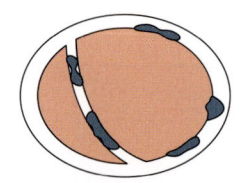

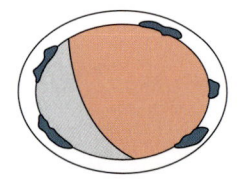

図3　大動脈解離（左）と壁在血栓（右）における石灰化の位置
文献3より作成．

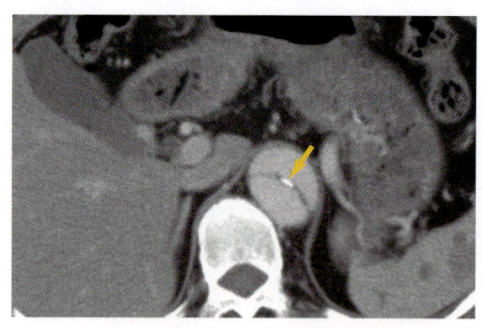

図4　造影CT（脾門部レベル）

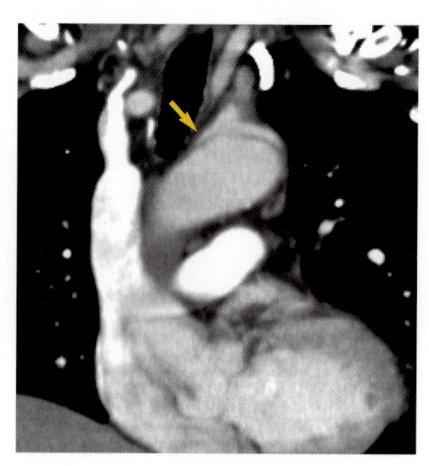

図5　造影CT冠状断再構成像
　　　（大動脈弓部レベル）

part. 2 胸部画像診断レッスン

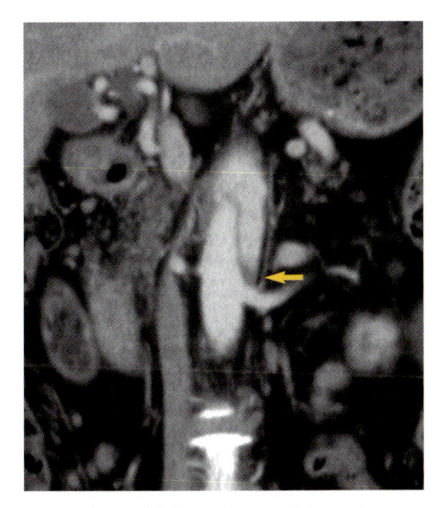

図6 造影CT冠状断再構成像
（左腎動脈分岐部レベル）

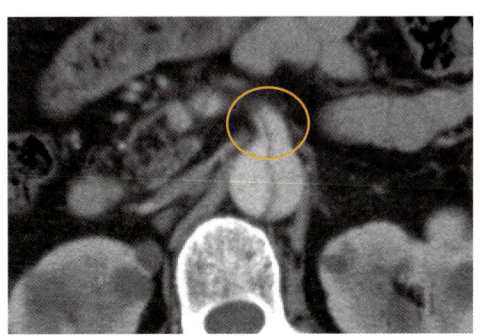

図7 造影CT（上腸間膜動脈分岐部レベル）

研修医：単純CTで指摘のあった石灰化はflapに一致しており（図4➡），これにより大動脈は2腔に分けられています．やはり大動脈解離であることが造影CTではっきりとわかります．

若手放射線科医：大動脈解離の診断がついたら，まずはそれがどのタイプの解離に分類されるのかを判断しよう．① 解離範囲による分類（表1，図8・9），② 偽腔の血流状態による分類（表2），③ 病期による分類（表3），の3つの分類[1]をおさえておこうね．

ワンポイント！ 大動脈解離の分類[1]

表1 解離範囲による分類

Stanford分類
A型：上行大動脈に解離があるもの
B型：上行大動脈に解離がないもの
DeBakey分類
Ⅰ型：上行大動脈に内膜亀裂（entry）があり**大動脈弓部**より末梢に解離が及ぶもの
Ⅱ型：上行大動脈に解離が限局するもの
Ⅲ型：下行大動脈に内膜亀裂（entry）があるもの
Ⅲa型：腹部大動脈に解離が及ばないもの
Ⅲb型：腹部大動脈に解離が及ぶもの

文献1より作成．

Lesson10 救急大動脈疾患の診断ポイント 105

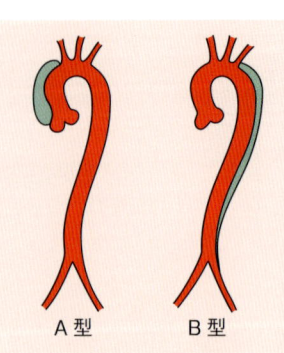

A型　B型　　Ⅰ型　　Ⅱ型　　Ⅲa型　Ⅲb型

図8　Stanford分類
真腔：赤，偽腔：緑

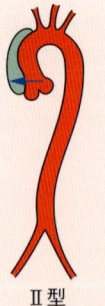

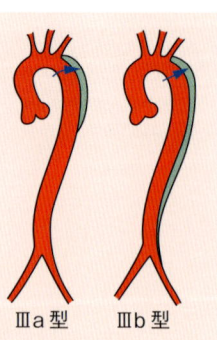

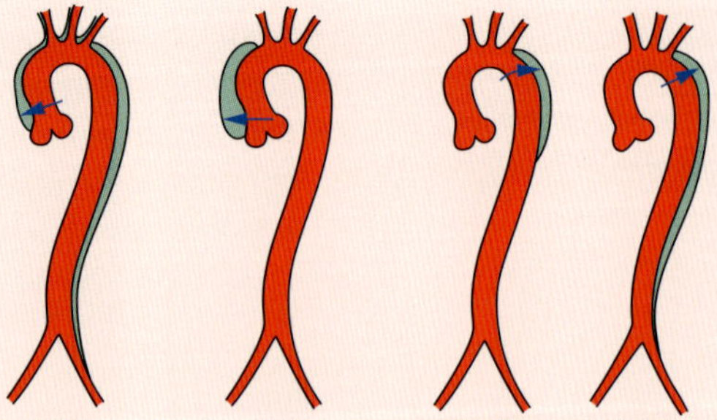

図9　DeBakey分類
真腔：赤，偽腔：緑，➡：entry

表2　偽腔の血流状態による分類

偽腔開存型
偽腔に血流があるもの．部分的な血栓の存在はこのなかに入れる
偽腔血栓閉塞型
偽腔が血栓で閉塞しているもの

文献1より作成．

表3　病期による分類

超急性期
発症48時間以内
急性期
発症2週間以内
亜急性期
発症3週目（15日目）から2カ月まで
慢性期
発症後2カ月を超えたもの

文献1より作成．

指導医：1つコメントを付け加えると，解離範囲による分類ではStanfordとDeBakeyの2種類があるけれど，**Stanford分類**では"内膜亀裂（entry）の位置にかかわらず"上行大動脈の解離の有無で分類しているのに対して，**DeBakey分類**では"解離の範囲とentryの位置"で分類しており，DeBakey分類では逆行性の解離や大動脈弓部や腹部大動脈に解離が限局するものなどの分類が困難だということもおさえておこう．さて，本症例ではどこに分類されるかな？

研修医：解離腔の範囲は左鎖骨下動脈起始部直前（**図5**➡）から左腎動脈分岐部直上（**図6**➡）までのようですね．したがってStanford B型の解離に相当しますね．偽腔には血流が認められるので偽腔開存型で，発症から数時間ということで超急性期になりますね．

若手放射線科医：その通りですね．Stanford分類はその治療方針の決定に有効で，**Stanford A型の急性解離は緊急手術の適応になり，Stanford B型の解離は，破裂～切迫破裂の所見や重要臓器の虚血がない限りは保存的治療が原則**[4]となりま

すね．本症例では上腸間膜動脈に解離腔が及んでいるので（図7○），特に虚血所見に注意する必要がありますね．幸いにも本症例では腸管虚血の所見はみられませんでした．

指導医：腹部大動脈の解離はその27％に臓器虚血を合併するとの報告[5]もあり，臓器虚血の所見の確認は重要だね．**大動脈から分岐する主要動脈の造影効果の消失がないか，またその灌流臓器に虚血を示唆するような造影不良などの所見がないかをチェックしようね**．また，主要動脈の閉塞機序としては，① 主要動脈は偽腔から分岐しており，その偽腔が血栓閉塞する，② 主要動脈は真腔から分岐しているが，その近傍の偽腔の圧排により閉塞する，の2つの機序が知られているよ[2]．**主要血管が真腔，偽腔のどちらから分岐しているのかも確認が必要**だね．

研修医：うーん，でも真腔か偽腔かわかりづらいことも多いように思うのですが，何か見分けるいいポイントはありませんか？

若手放射線科医：以下のような点がポイントになりますね．

ワンポイント！ 真腔と偽腔の鑑別点[6]

① **2腔のうち，一般に拡大した腔が偽腔であり，真腔は狭小化している**ことが多い．
② **動脈壁の石灰化を有する腔が真腔**である（例外として，慢性解離例で偽腔壁に石灰化をきたすことがある）．
③ **壁在血栓を有する腔が偽腔**である．
④ ダイナミック・スタディでは**先に造影される腔が真腔であり，偽腔は遅れて造影される**（症例によっては偽腔の血流が非常に遅い場合があり，早期相では偽腔が造影されない症例があるので，造影後期相まで撮影が必要）．
⑤ "aortic cobweb" の所見（大動脈中膜が解離するときに，不完全にはがれた中膜の一部が索状の構造として偽腔内に認識される[7]：図10, 11）が認められれば偽腔である．

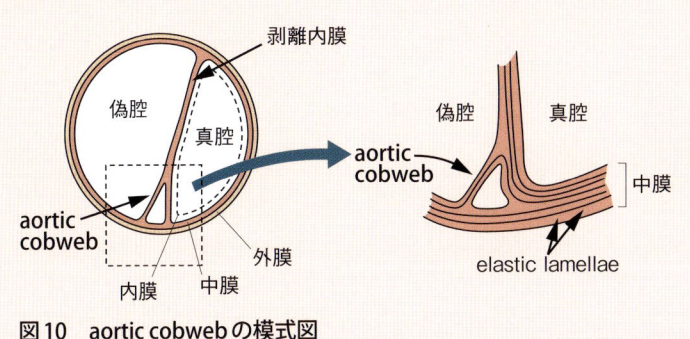

図10　aortic cobwebの模式図
文献6より作成．

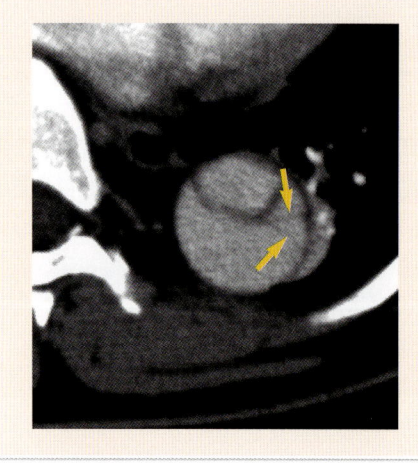

図11 造影CT（症例1，左室レベル）
偽腔内に索状の構造物としてaortic cobwebを認める（→）．

研修医：なるほど．本症例でも偽腔の方が拡大していますね．
指導医：大動脈解離の理解が深まってきたところで，別のタイプの症例もみておこう．さて，症例2の所見（図12, 13）はどうかな？

症例❷ 80歳代男性．数日前からの胸背部痛を主訴に来院

WBC 6,000/μL，CRP 8.82 mg/dL，D-dimmer 7.2 μg/mL．胸背部痛の原因精査目的にて造影CTが施行された．

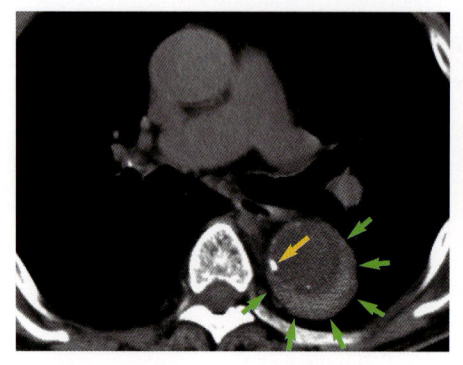

図12 単純CT（下行大動脈レベル）

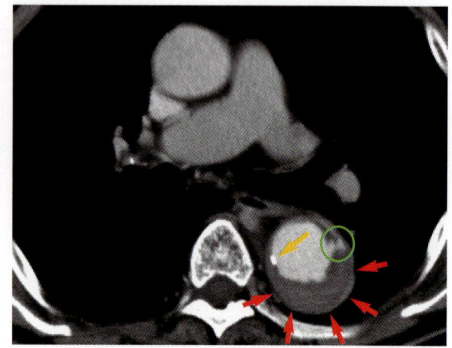

図13 造影CT（下行大動脈レベル）

研修医：下行大動脈に明らかな解離の所見が認められ，2腔のうち1腔には造影効果が認められず（図13→），偽腔血栓閉塞型の大動脈解離と考えます．

108　画像診断に絶対強くなるワンポイントレッスン

若手放射線科医：その通りですね．本症例でもflap部の石灰化が動脈内腔に確認されるのがわかりますね（図12, 13➡）．ところで，偽腔の血栓が単純CTにて高吸収を呈している（図12➡）のには気づきましたか？これは"hyperdense cresent sign"とも呼ばれ[8]，**解離腔が新鮮な血栓で詰まっていること**（すなわち，急性血栓閉塞型大動脈解離であること）を示唆する所見です．この"hyperdense cresent sign"は造影CTではわかりづらく，単純CTが必要ですね．また，動脈内腔の石灰化も単純CTの方が評価しやすいので，これらの点に注意して単純CTもしっかりと確認しましょう．

指導医：そうだね．また本症例では偽腔血栓閉塞型の解離の評価上，非常に重要な所見であるULP（ulcer like projection）も描出されているね．真腔から偽腔の血栓内に突出するような造影構造（図13○）がこれに相当するね．

ワンポイント！ ULP (ulcer like projection) [9, 10]

- ULP（ulcer like projection）とは，偽腔血栓閉鎖型大動脈解離の症例で，**内膜破綻をきたしたために，真腔から血栓閉塞した偽腔に向かって突出する造影領域が**（あたかも消化管バリウム造影の充盈像における潰瘍のように）**認められる所見**である．
- 本所見が認められた場合，**再解離や嚢状動脈瘤化，破裂などのリスクがより高い**ことが知られており，厳重な経過観察を要する．
- **PAU vs ULP**：**PAU（penetrating atherosclerotic ulcer）**とは，大動脈の粥状硬化により内膜・中膜が脆弱化・破綻し，大動脈壁内に潰瘍（局所的な内膜・中膜の欠損）を形成したもの[11]という病理組織学的な概念であり，基本的にULPとは異なった病態である[12]．ただし，画像上PAUとULPを鑑別することが困難な状況にもしばしば遭遇し，いずれにしても**潰瘍状に突出する造影領域を認めた場合には厳重な経過観察が必要**である．以下はPAUの症例（図14）．

参考症例 糖尿病の既往がある60歳代の男性．自覚症状なし．健診の腹部エコーで大動脈壁の血栓様構造を指摘され，造影CTで精査することとなった

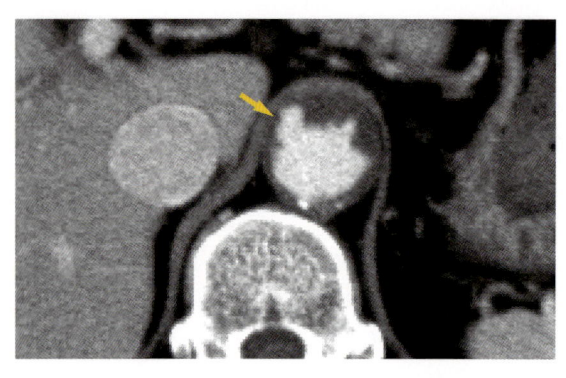

図14 造影CT（肝尾状葉レベル）
壁在血栓様にみえる粥状プラークに突出するような潰瘍状の造影構造を認め（→），PAUの所見である．本症例のようにPAUは（大動脈解離ではなく）粥状硬化に関連した病態である．

研修医：大動脈解離のポイントがだんだんわかってきたような気がします．
指導医：そうだね．大動脈関連の救急疾患ということで，最後にもう1例だけ勉強しておこう．あと一息だよ．

症例2 84歳女性．数日前からの下腹部痛を主訴に来院

WBC 5,900/μL，CRP 11.95 mg/dL，D-dimmer 4.9 μg/mL．下腹部痛の精査目的に単純CTが施行された．

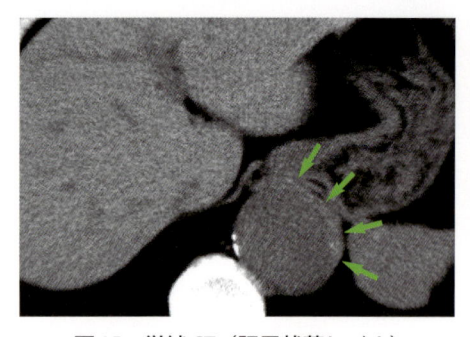

図15 単純CT（肝尾状葉レベル）

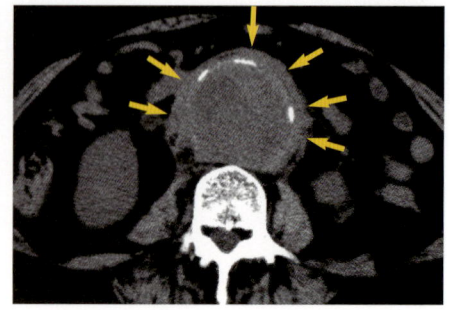

図16 単純CT（右腎下極レベル）

part. 2　胸部画像診断レッスン

指導医：さて，所見（図15，16）はどうかな？
研修医：右腎下極レベルで最大径55 mmの腹部大動脈瘤を認めます．大動脈瘤周囲には軟部濃度上昇もみられます（図16 ➡）．大動脈瘤の切迫破裂でしょうか…？
指導医：よく気がついたね！　また，本症例では大動脈壁に沿って三日月状の軽度高吸収構造も認められるね（図15 ➡）．これは"hyperattenuating cresent sign"[13]と呼ばれる所見で，切迫破裂を示唆する重要な所見なのだよ．大動脈瘤切迫破裂のポイントについて確認しておこう．

ワンポイント！　大動脈瘤切迫破裂（impending rupture of aortic aneurysm）[4, 14]

大動脈瘤がまさに破裂しそうな状態を切迫破裂（impending rupture）という．破裂前に手術ができればその致死率は大幅に改善する（破裂後は致死率50％で破裂前は4％とも報告されている）[15]ため，切迫破裂の所見について精通しておく必要がある．

〈切迫破裂を疑う所見〉

① **大動脈径の拡大**：大動脈径の特に急激な拡大（具体的には目安として10 mm/年）があった場合や，70 mmを超えるサイズの大動脈瘤に腹痛などの臨床症状が伴っていた場合は切迫破裂の可能性が高い．

② **血栓／内腔比の低下**[16]：未破裂大動脈瘤は破裂大動脈瘤よりも壁在血栓が厚いことが知られており，壁在血栓は破裂を防ぐ役割を果たしていると考えられている．したがって，内腔の増大と壁在血栓の減少（すなわち血栓／内腔比の低下）には注意が必要．

③ **hyperattenuating cresent sign**：瘤壁や壁在血栓内の三日月状の高吸収域を指す．動脈壁の全層破綻はないものの，動脈壁の亀裂の内部に新しい血腫が出現した状態を反映しているとされている[17]．

④ **大動脈瘤周囲液体貯留**：切迫破裂による周囲への炎症波及や浸出を反映した所見と考えられる．

研修医：なるほど．これらの所見を見つけたら，直ちに手術を考慮したコンサルテーションが必要というわけですね．
若手放射線科医：その通りですね．動脈壁が完全に断裂してしまった状態は frank rupture といわれ，胸部大動脈瘤の破裂の場合は縦隔内や胸腔内へ，腹部大動脈瘤破裂の場合は後腹膜から腹腔内に血腫がみられます．造影CTでは破裂部近傍に造影剤の漏出像が同定されることもあります[14]．ただし，この状態での救命率はきわめて低いので，切迫破裂の段階で診断したいところですね．

Lesson10　救急大動脈疾患の診断ポイント　111

指導医：大動脈瘤や解離などの大動脈疾患はきわめて短時間で病態が変化し，また致死的になりうる重篤な疾患なので，迅速な診断かつ的確な対応が必要だね．CTは短時間で施行できるうえに非常に有用な情報を与えてくれるけれど，造影CTを撮影できない状況もあるので，単純CTも含めてその重要な所見についてはしっかりおさえておこうね．

文献

1) 高本眞一 他：大動脈瘤・大動脈解離診療ガイドライン（2006年改訂版）．Circ J, 70：1569-1677, 2006
2) Carman, S., et al.：Aortic dissection：diagnosis and follow up with helical CT. RadioGraphics, 19：45-60, 1999
3) 「腹部CT診断120ステップ」（荒木 力 著），pp.301-312, 中外医学社, 2002
4) 「ここまでわかる急性腹症のCT 第2版」（荒木 力 著），pp.262-306, メディカル・サイエンス・インターナショナル, 2009
5) Cambria, R. P., et al.：Vascular complications associated with spontaneous aortic dissection. J Vasc Surg, 7：199-209, 1988
6) 上田達夫 他：大動脈瘤，大動脈解離とその近縁疾患．画像診断, 30：52-60, 2010
7) David, M. W., et al.：Aortic cobwebs：an anatomic marker identifying the false lumen in aortic dissection-imaging and pathologic correction. Radiology, 190：167-174, 1994
8) 岡田宗正，松永尚文：画像診断のkey words．画像診断, 25：632-635, 2005
9) Tisnado, J., et al.：Ulcerlike projections：precursor angiographic sign to thoracic aortic dissection. AJR, 135：719-722, 1980
10) Eijun S., et al.：New development of an ulcerlike projection in aortic intramural hematoma：CT evaluation. Radiology, 224：536-541, 2002
11) Stanson, A. W., et al.：Penetrating atherosclerotic ulcers of the thoracic aorta：natural history and clinicopathologic correlations. Ann Vasc Surg, 1：15-23, 1986
12) Hayashi, H., et al.：Penetrating atherosclerotic ulcer of the aorta：imaging features and disease concept. RadioGraphics, 20：995-1005, 2000
13) Mehard, W. B., et al.：High-attenuating crescent in abdominal aortic aneurysm wall at CT：a sign of acute or impending rupture. Radiology, 192：359-362, 1994
14) Dmitry, R., et al.：Spectrum of CT findings in rupture and impending rupture of abdominal aortic aneurysms. RadioGraphics, 27：497-507, 2007
15) Limit, R., et al.：Determination of the expansion rate and incidence of rupture of abdominal aoritic aneurysm. J Vas Surg, 14：540-548, 1991
16) Mower, W. R., et al.：Effect of intraluminal thrombus on abdominal aortic aneurysm wall stress. J Vasc Surg, 26：602-608, 1997
17) Arita, T., et al.：Abdominal aortic aneurysm：rupture associated with the high-attenuating cresent sign. Radiology, 204：765-768, 1997

Part.3 腹部画像診断レッスン

- Lesson 11 肝区域，そして救急外来で見落としやすい肝疾患をマスターする
- Lesson 12 胆・膵の画像診断に強くなる！
- Lesson 13 腎臓の造影不良域から何を考える？
- Lesson 14 基本中の基本，急性虫垂炎をマスターする
- Lesson 15 腸管壁肥厚をみたときに注目すべきは？
- Lesson 16 イレウス読影のコツ
- Lesson 17 婦人科急性腹症の読影ポイント

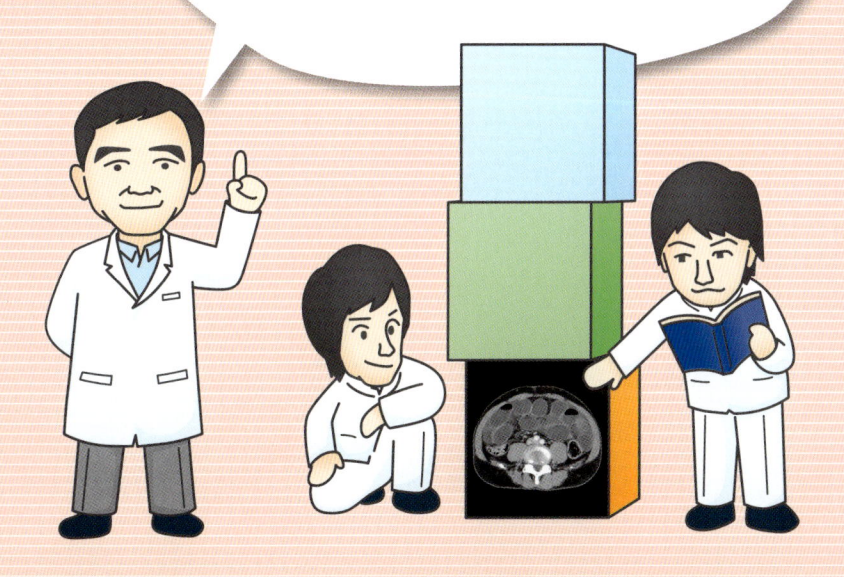

part.3 腹部画像診断レッスン

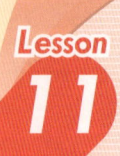

Lesson 11 肝区域，そして救急外来で見落としやすい肝疾患をマスターする
〜"不明熱"や"原因不明の腹痛"で終わらせないために〜

指導医：実際の症例を提示する前に，今日はまず肝臓の区域解剖を復習しよう．

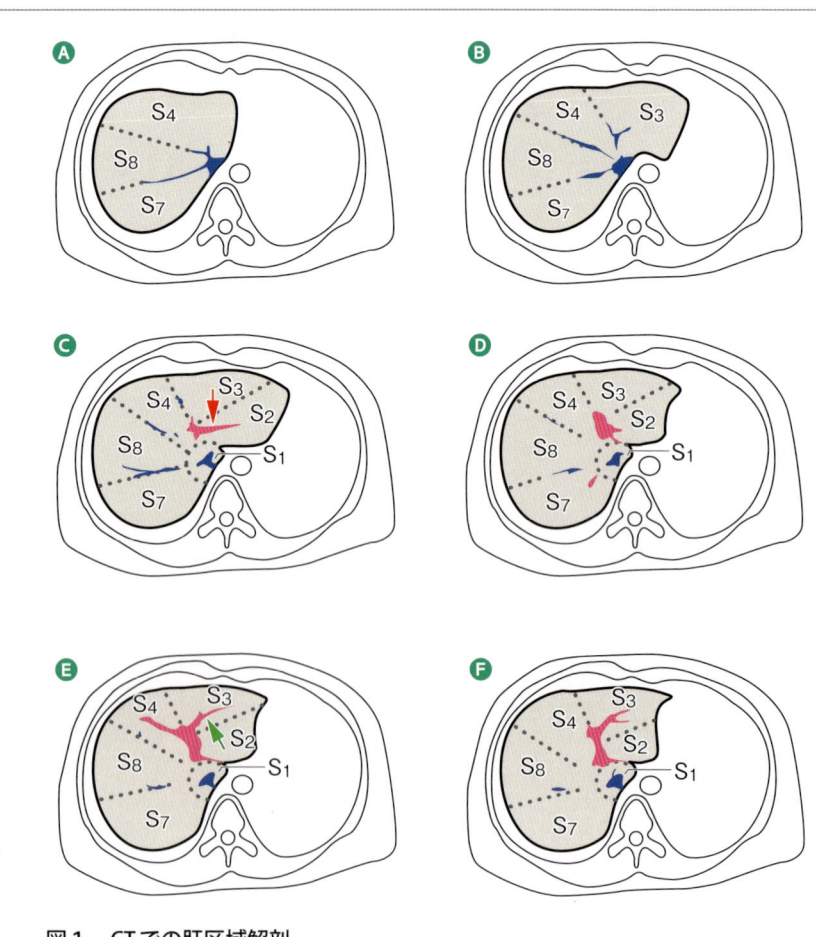

図1　CTでの肝区域解剖
文献1より作成．■：下大静脈および肝静脈，■：門脈
頭側から尾側に向かって Ⓐ→Ⓕ の順

114　画像診断に絶対強くなるワンポイントレッスン

part. 3　腹部画像診断レッスン

いきなりたくさんの区域が出てきて面食らってしまったかな（図1）．でも大丈夫，肝臓の区域解剖はポイントとなる構造をおさえればそれほど難しくないよ．具体的には**肝静脈**と**裂溝**に注目しよう．以下，「原発性肝癌取扱規約 第5版補訂版」[2]に準じて説明していくよ．

まず，Healey & Schroy 分類により，外側区域，内側区域，前区域，後区域，尾状葉の5区域に大別されることをおさえよう（図2）．

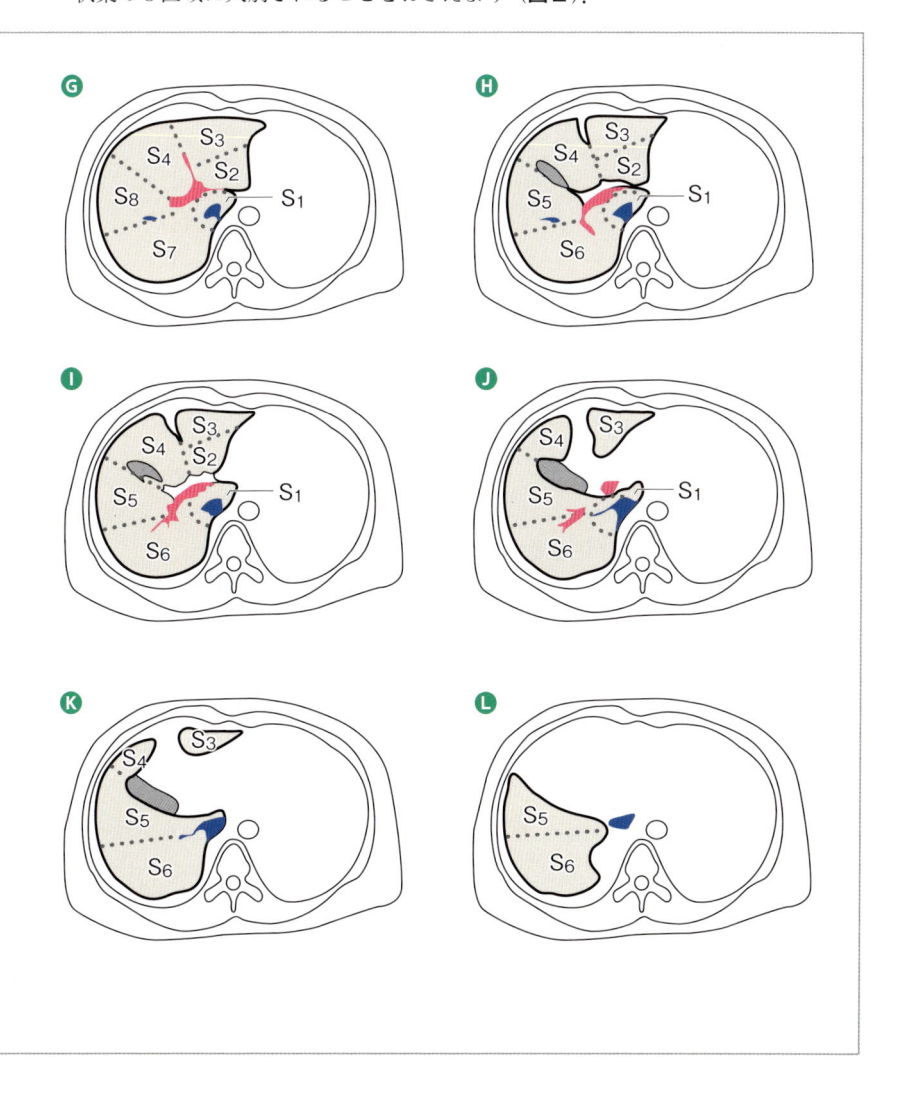

Ⓖ

Ⓗ

Ⓘ

Ⓙ

Ⓚ

Ⓛ

Lesson11　肝区域，そして救急外来で見落としやすい肝疾患をマスターする　115

図2 肝区域
文献2より引用.

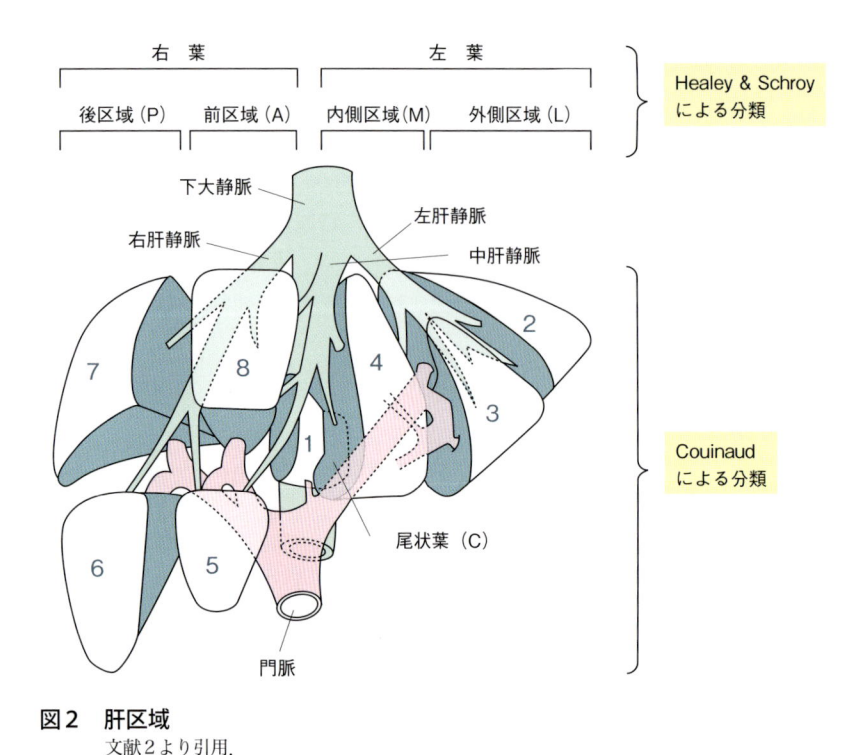

ワンポイント！ Healey & Schroy 分類のポイント[2～5]

- **右葉と左葉** 肝臓は胆嚢窩と肝上部の下大静脈を結ぶ線（**Rex-Cantlie線または単にCantlie線：図3 ❶**）によって外科的（機能的）左葉（left lobe）と右葉（right lobe）に分けられる．**Cantlie線は中肝静脈主幹（図4：MHV）**とほぼ並行に走行しており，肝上部のスライスでの境界の目安となる．
- **左葉（内側区域と外側区域）** 左葉は肝鎌状間膜（臍静脈裂：図3 ❷）により，内側区域（medial segment）と外側区域（lateral segment）に分けられる．
- **右葉（前区域と後区域）** 右葉は**右肝静脈主幹（図3 ❸，図4 RHV）**により前区域（anterior segment）と後区域（posterior segment）に分けられる．
- **尾状葉** 肝門部背側に位置し下大静脈に接する葉．肝門（図3 ❹）により内側区域と，また**静脈管索裂（図3 ❺）**により外側区域と境される．尾状葉（caudate lobe）の血流は特殊で，肝動脈，門脈ともに左右両葉枝もしくは門脈本幹からの独自の枝が入り込み，肝静脈は直接下大静脈へと流入する．

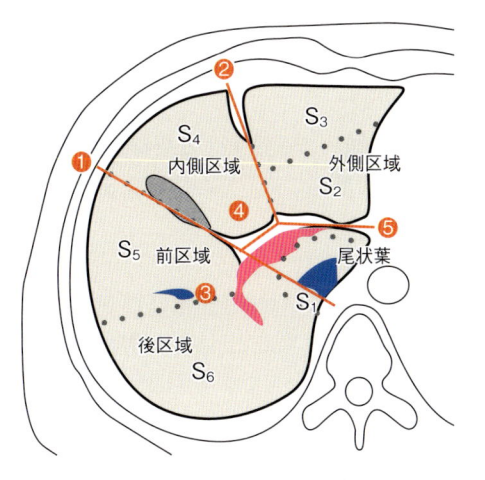

part. 3　腹部画像診断レッスン

図3　肝区域（CT：肝門部レベル）
文献1より作成．
区域診断のポイントとなる❶，❷，❹，❺の4つの裂溝が"H"の文字を描くように存在する．
❶Rex–Cantlie線，❷肝鎌状間膜，❸右肝静脈主幹，❹肝門，❺静脈管索裂

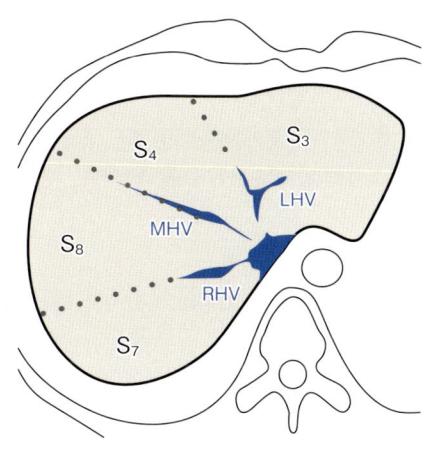

図4　肝区域（CT：肝上部レベル）
文献1より引用．
MHV：中肝静脈主幹，LHV：左肝静脈主幹，RHV：右肝静脈主幹

　Lesson 8「市中肺炎を見極める！」（p87）でも述べたように，「肺は区域の中心を気管支と肺動脈が走行し，区域と区域の境界を田んぼの畦道のように肺静脈が走行する」のだけれど，実は肺と肝臓とは非常に似た臓器で「肝は区域の中心をグリソン鞘（門脈，肝動脈，胆管）が走行し，区域と区域の境界を田んぼの畦道のように肝静脈が走行する」んだ．すなわち肺の区域が肺静脈で境されるように，肝臓の区域は肝静脈で境されるんだ．

研修医：なるほど．**右肝静脈が前区域と後区域との境界，中肝静脈が前区域と内側区域との境界になる**というわけですね．

指導医：そういうわけだね．そして内側区域と外側区域とを境する鎌状間膜を別名"臍静脈"裂と呼んだり，尾状葉と外側区域とを境する"静脈管"索裂という用語は，胎生期に胎盤から受け取った酸素や栄養分が豊富な血液が臍帯の臍静脈を通り，この鎌状間膜を通って，さらに静脈管として静脈管索裂を通り，下大静脈に注いでいたことに由来するんだ．

研修医：なるほど．まずはそういった裂溝と肝静脈で5つの区域をおさえるというわけですね．でも肝区域ではS1〜8といった用語をよく耳にするように思いますが…．

指導医：それは**Couinaud（クイノー）分類**だね（図2）．門脈の分枝のパターンに沿った機能的単位に基づいて，肝臓を8つの亜区域に分けた分類法だよ．

> **ワンポイント！ Couinaud分類のポイント**[2〜5]
>
> ● **S1（尾状葉）**
> ● **S2（左葉外側後亜区域），S3（左葉外側前亜区域）** 外側区域で**左肝静脈主幹より背側の後上方の領域がS2，左肝静脈主幹より腹側の前下方の領域がS3**となる．
> ● **S4（内側区域）**
> ● **S5（右葉前下亜区域），S6（右葉後下亜区域），S7（右葉後上亜区域），S8（右葉前上亜区域）** 前述のように前区域（S5,8）と後区域（S6,7）は**右肝静脈主幹により境される**が，Couinaud分類では前区域，後区域の各々を上下の亜区域にそれぞれ分類する．その**上下（S5とS8，S6とS7）を区別する構造は解剖学的には存在せず**，その中央を走る門脈を追跡しておおよその範囲を決めるにとどまる．

指導医：Couinaud分類は，肝臓を下方（尾側）から眺めて反時計回りに1から8まで番号がついているんだ．つまり日本で用いられている肝区域は2本立てになっていて，土台はHealey & Schroyによる5つの区域分類，そしてその上にCouinaudによる8つの亜区域分類があって成り立っているのがわかるね．

若手放射線科医：Couinaud分類をもう少しわかりやすく実用的に述べれば，3つの**肝静脈**（右肝静脈，中肝静脈，左肝静脈）が下大静脈に注ぐレベルでは，右肝静脈より後方がS7，右肝静脈と中肝静脈の間がS8，中肝静脈と肝鎌状間膜の間がS4，肝鎌状間膜より左側の外側区域が左肝静脈で後上方のS2と前下方のS3に分けられるということになります（図1 **B 〜 K**）．**Cantlie線**はほぼ胆嚢と解釈することができ（ただし遊走胆嚢の症例は除く），胆嚢の右側がS5，左S4，そしてS5とS6は右肝静脈の尾側に向かう枝で分けることになります（図3）．

研修医：なるほど．わかりやすいですね．

若手放射線科医：さらに画像上の目安として重要な門脈の分岐角度でもう少し細かく述べれば[3]，図5のように前区域の門脈枝からそのまま直進して右上方に向かうのがS8で，右葉横隔膜ドーム下の大部分を占めます．その前区域の門脈枝から側枝のように前下方に向かうのがS5の門脈（P5と表記する）．そして後区域の方は，S7は"後上"亜区域といっても後区域の門脈枝からそのまま直進して肝右葉の後方を占め，その後区域の門脈枝から側枝のように下方に向かうのがS6の門脈（P6）で，S6は肝右葉の下端を占めることになります．またS2とS3の区別は左肝静脈だけに頼ると，左肝静脈が2分岐しているような症例では迷うことがあり，P2とP3を目安にするとより確実です．すなわち門脈の左枝が肝鎌状間膜に到達した部分から分岐するのがP2（図1 **C →**），肝鎌状間膜の中を走行し終わった部分か

ら分岐するのがP3（図1 **E**→）です．同じ部位からP4も分岐します．ちなみに門脈が肝鎌状間膜の内部を走行する部分を"臍部"（umbilical protion）と呼び，その語源はやはり胎生期の臍静脈に由来しています．

研修医：なるほど．よくわかりました．

若手放射線科医：それではいままでの説明をふまえてもう一度図1全体を参照してみてください．最初よりずっと理解しやすくなっているのではないでしょうか．それでは肝臓の解剖をマスターしたところで実際の症例をみていきましょう．

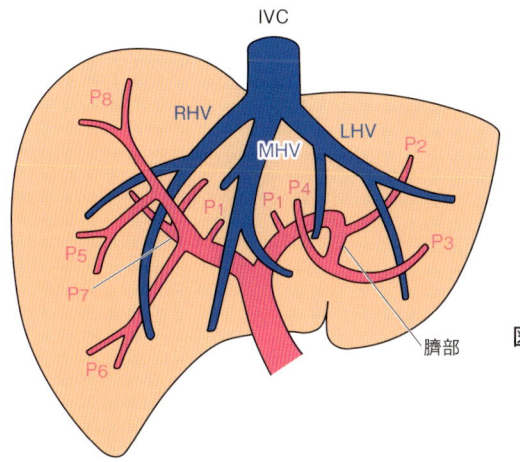

図5　肝内門脈（P）と肝静脈
文献3より引用．
MHV：中肝静脈主幹
LHV：左肝静脈主幹
RHV：右肝静脈主幹

症例 ❶　50歳女性．2週間前より続く発熱を主訴に来院

WBC 14,800 /μL，CRP 22.9 mg/dL，AST/ALT 94/127 mL/dL，ALP 2,561 mg/dL，γ-GTP 533 mg/dL．発熱の原因精査目的に造影CTが施行された．

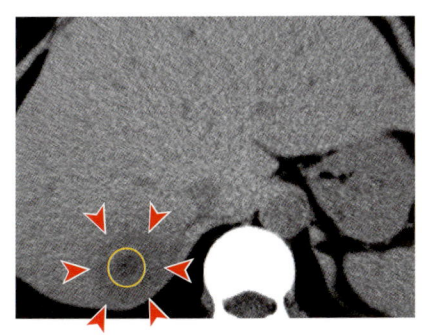

図6　単純CT（肝上部レベル）

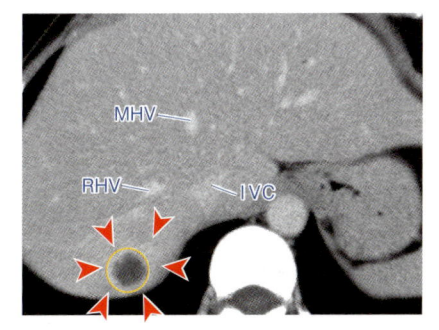

図7　造影CT（平衡相，肝上部レベル）

Lesson11　肝区域，そして救急外来で見落としやすい肝疾患をマスターする

指導医：検査所見では肝胆道系酵素と炎症反応の上昇があるようだけど，CT所見はどうかな？

研修医：造影CT（平衡相）で肝右葉後区域に15 mm程の低吸収腫瘤を認めます（図7○）．単純CTでは同定しづらいですが，やはり淡い低吸収を呈しているようです（図6○）．一見すると囊胞のようにもみえますが…．

若手放射線科医：まず先ほど学んだ知識を使って病変の区域に関して確認しましょう．右肝静脈（RHV）の背側に位置しているので後区域ということがわかりますね．また肝静脈がいずれも下大静脈（IVC）との合流部に近く，背側には肺がみられることから肝上部のスライスということがわかりますので，後区域でも特にS7に病変は位置しているといえますね．次に，病変が本当に囊胞なのか？という点についてですが，囊胞としては説明しにくい点があるのですが何か気づきましたか？

研修医：はい．気になった点が2つあります．1つ目は，病変の吸収値が水濃度よりやや高く，単純CTでその境界は不明瞭で周囲にはごく淡い低吸収（図6▶）を伴っている点です．2つ目は，造影CT（平衡相）で低吸収腫瘤の辺縁部にリング状の造影効果（図7▶）がみられる点です．

指導医：なかなかするどいね．単純CTで水濃度より淡い高吸収を呈している点は（囊胞内部に血性成分やタンパク成分などが存在する）complicated cystでも説明は可能だけど，それ以外の所見はいわゆる囊胞としては説明が困難だね．リング状造影効果というと何が鑑別に挙がりますか？

研修医：肝臓の病変でリング状の造影効果というと，腺癌（特に胃癌や大腸癌など）の転移があったと思います．それ以外には，膿瘍でも辺縁部が造影されたかと思います．本症例では臨床所見も合わせると肝膿瘍が最も疑わしいのではないでしょうか．

若手放射線科医：よく勉強していますね．本症例は肝膿瘍との臨床診断にて抗菌薬の治療がなされて低濃度病変は消失しており，肝膿瘍と考えられました．**経時的に評価しないと腺癌の転移などの腫瘍性病変との鑑別が困難なことも少なくない**のですが，ダイナミックCT検査が鑑別に有効であることが知られています．

研修医：ダイナミックCTですか…？どういったものでしょうか．

指導医：ではダイナミックCTについて確認しておこう．

ワンポイント！ ダイナミックCT[3, 4]

ダイナミックCTとは造影剤を急速注入し経時的に撮像する方法で，動脈優位相や門脈優位相などの多時相の血行動態を反映した画像が得られ，**臓器や病変のvascularityを評価することができる**．

part. 3　腹部画像診断レッスン

- **動脈優位相（早期相）**　腹部では造影剤が腹部大動脈に達する時間を考慮して，同じスライスレベルを大動脈に達してから10秒前後で撮影すると，**各臓器や病変のvascularityを画像化**することができる（図8）[3, 4, 6]．通常，**造影剤注入開始から30〜45秒後を中心に撮影**される．**適切な動脈優位相では門脈が中等度以上造影されており，肝静脈がまだ造影されていない**のが確認される．ただし同じ早期相でも3D CT angiographyなど動脈のみを選択的に描出するような場合は早め（**早期動脈相**：30秒前後），臓器や多血性病変の造影効果を描出する場合は遅め（**後期動脈相**：40〜45秒前後）の撮影が適しているとされ，両者の動脈相を1回の呼吸停止下に撮影することも可能である（**double-arterial phase**）[4]．
- **門脈優位相（実質相）**　**肝臓への流入血液量は門脈：肝動脈＝3：1程度**であるため，肝実質の染まりは門脈を経由した血流の影響を大きく受け，他臓器よりも濃度のピークが遅れる．**注入開始から60〜70秒後を中心に撮影**される（図9）．
- **平衡相（後期相）**　血管内に注入された造影剤が毛細血管から間質液へと移行し，血管内濃度と平衡に達した状態．通常，単に"造影CT"といった場合は平衡相のことを指す．通常は**注入開始から130〜180秒後を中心に撮影**される．細胞密度の高い組織ほどその体積あたりの間質液量は少なくなるため，**平衡相以降では細胞成分が多い組織ほど造影効果が低くなる**[3]．

　肝細胞癌は，基本的にダイナミックCTで，早期濃染と後期相でのwashoutを呈することは有名だが，これは肝細胞癌が肝動脈主体に血流を受けるため動脈優位相で強く造影され，腫瘍の細胞成分が多いため平衡相では造影効果が低くなることを反映している．

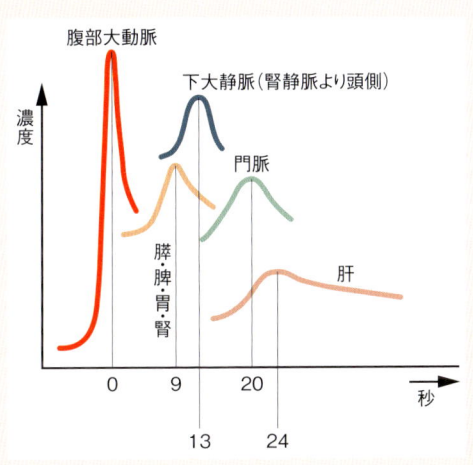

図8　各臓器濃度ピークの時間差
文献3より作成．

Lesson11　肝区域，そして救急外来で見落としやすい肝疾患をマスターする　*121*

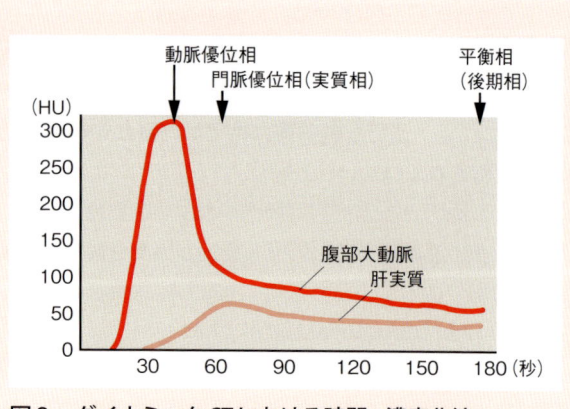

図9 ダイナミックCTにおける時間-濃度曲線
文献4より作成.

研修医：ダイナミックCTって，撮影のタイミングが重要なんですね．

指導医：そうだね．参考までに大動脈に造影剤が到達した時間を0として，各々の臓器が何秒後に造影効果がピークになるかを図8に示したよ．

研修医：この図8だと，腹部大動脈から直接栄養される臓器（膵，脾，胃，腎など）は腹部大動脈が造影されてから10秒くらいで，下大静脈はそこからさらに4～5秒してから造影されてくるんですね．

若手放射線科医：門脈は膵，脾，胃，腎などが造影されてからさらに10秒くらいで，肝は（門脈から多くの血流を受けるので）そのさらに4～5秒後に造影ピークがあるのがわかりますね．

指導医：そうだね．こういう血行動態を理解しておくと，ダイナミックCTを一段深く理解することができるよ．図9は一般的に腹部ダイナミックCT検査で使用されているヨード濃度（300 mI/mL）の造影剤100 mLを30秒で注入したときの濃度と時間の関係だよ．腹部大動脈は造影剤の注入開始から40秒くらいで，肝実質は60～70秒後に造影効果がピークになるのがわかるね．

若手放射線科医：ダイナミックCTにおける造影パターンは，既存の解剖構造だけでなく病変の性状診断に有用ですね．例えば肝臓の腫瘍ならば早期相～後期相の全体を通じて造影されないのが囊胞，早期相で腫瘍辺縁部のみが造影されて後期相にかけて造影効果が腫瘍内部に広がっていくのが血管腫，早期相で腫瘍全体が濃染されて後期相で抜けていくのが肝細胞癌という具合ですね．

研修医：ダイナミックCTを行えば，通常の平衡相の造影CTだけでは得られない情報が得られるんですね．

part. 3　腹部画像診断レッスン

若手放射線科医：さてダイナミックCTの概念について確認したところで，肝膿瘍のCT所見に戻りましょう．図10は本症例でのダイナミックCT早期相になりますが，肝膿瘍に特徴的な所見が得られていますので，肝膿瘍の概念や原因とともにダイナミックCT所見をここでおさえてしまいましょう．

ワンポイント！　肝膿瘍 (hepatic abscess) [5, 7~10]

- **概念**　細菌や原虫・真菌などが肝内の局所で増殖し，膿が貯留した状態を肝膿瘍と呼ぶ．**起因菌により細菌性と非細菌性（アメーバ性や真菌性）に分類**されたり，**その数（孤立性と多発性）や大きさ（microとmacro）により分類**されたりすることがある．**孤立性に比して多発性では経胆道感染が原因のことが多い**．また免疫能が低下した患者に生じる真菌性肝膿瘍は，一般に微小膿瘍（microabscess）の形態をとることが多い[5]．
- **原因**　①胆道感染（上行性胆管炎，胆管結石，胆道腫瘍による胆管閉塞，膵炎など），②経門脈性感染（大腸アメーバ，虫垂炎，憩室炎，腸炎など），③経動脈性感染（主に敗血症），④隣接臓器からの直接感染（胆嚢炎，十二指腸潰瘍穿通・穿孔など），⑤外傷（穿通性外傷など），⑥医原性，⑦特発性
- **ダイナミックCT所見**
  肝膿瘍の画像所見は経時的に変化するのが特徴で，**初期には壊死や膿瘍腔が少なく，画像上充実性腫瘤に類似する．内部に膿汁が貯留するようになると辺縁不明瞭な低吸収病変を呈し，慢性化すると辺縁が線維化して辺縁明瞭な低吸収病変に変化する．**

〔典型的な肝膿瘍のダイナミックCT所見〕

- **単純CT**では辺縁不明瞭な低吸収病変（一般に囊胞より吸収値が高く20〜40HU程度）を呈する．
- **ダイナミックCT早期相**では造影効果を示さない膿瘍腔（図10-a）と，それを囲むように（膿瘍壁を反映すると考えられる）造影される構造（図10-b）と（周囲肝実質の反応性浮腫を反映すると考えられる）造影効果に乏しい領域が見られる（図10-c）．膿瘍腔を二重（膿瘍壁＋周囲肝実質の反応性浮腫）に取り囲むような形状は"double target sign"とも呼ばれ，肝膿瘍に比較的特徴的な所見である．また，これらの構造の**周囲に区域性ないし楔状の濃染が一過性に出現**（図10▶）することがあり，**肝膿瘍に比較的特徴的**である．区域性濃染は肝膿瘍の67％にみられたとの報告[7]もあり，肝膿瘍からの炎症の波及により周囲肝実質の門脈枝が狭小化・閉塞し，これによる門脈血流低下を動脈血流が代償した状態を反映した所見とされる．

・**ダイナミックCT後期相**では反応性浮腫の部分も造影されるため膿瘍壁が厚くなったようにみえる（図11参照）．また，（正常肝実質も造影されるため）区域性濃染も不明瞭になる．

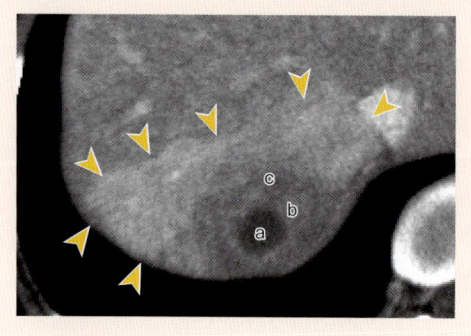

図10　ダイナミックCT（早期相，肝上部レベル）

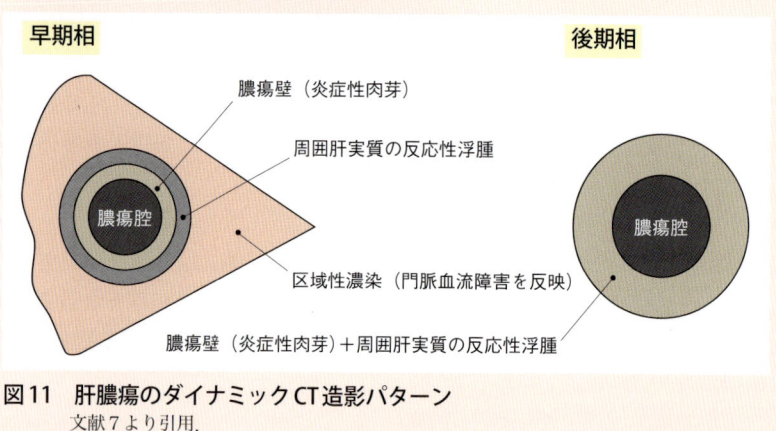

図11　肝膿瘍のダイナミックCT造影パターン
文献7より引用．

指導医：肝膿瘍の診断は発熱，胆道系酵素上昇，炎症反応陽性などの臨床的特徴と画像所見，特にダイナミックCTでの層状のリング状濃染と，一過性の区域性濃染の所見が見られれば，かなり確実に診断できるよ．だからこれらの所見をしっかりおさえて，肝膿瘍を疑った場合はダイナミックCTを撮影しようね．また，**造影CT（平衡相）だけでは一見嚢胞のようにみえることもあるから注意が必要**だね．

若手放射線科医：続いてもう1例，肝臓関連の急性腹症の症例をみていこう．所見はどうかな？

part. 3 腹部画像診断レッスン

症例❷ 22歳女性．2日前より続く腹痛を主訴に受診

体温38.9℃，WBC 12,100 /μL，CRP 5.51 mg/dL，AST/ALT 15/9 mL/dL．腹痛の原因精査目的に造影CTが施行された．

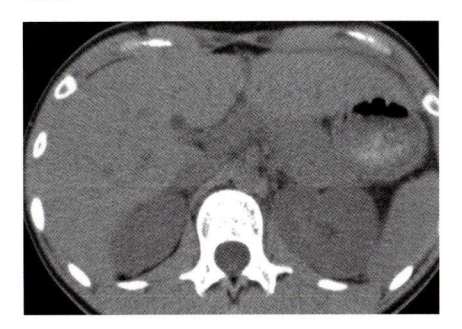

図12　単純CT

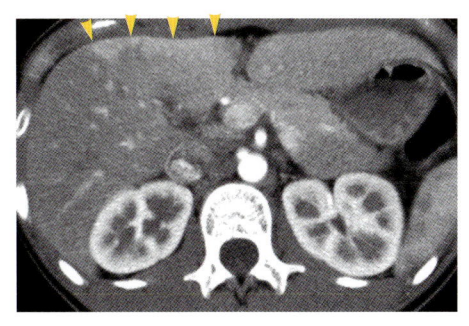

図13　ダイナミックCT（早期相）

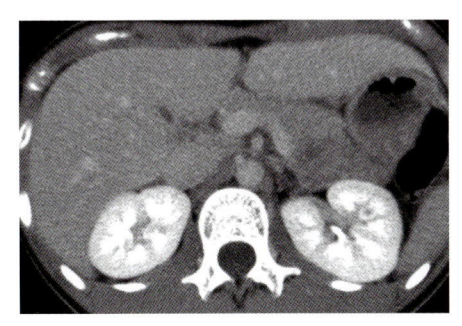

図14　ダイナミックCT（後期相）

研修医：単純CTとダイナミックCT後期相でははっきりとした異常所見は指摘できませんが，ダイナミックCT早期相で肝S4前面を主体に不均一な帯状の造影効果が見られます（**図12▶**）．これはいったい…？

指導医：いいところに気がついたね．今回の検査では"ある疾患"を疑ってダイナミックCTが施行されたのだけど，これは早期相でないと異常所見の描出が困難なことが多いためだよ．

若手放射線科医："ある疾患"とはFitz-Hugh-Curtis症候群のことですね．聞きなれない疾患名だと思いますので，ここで確認しておきましょう．

Lesson11　肝区域，そして救急外来で見落としやすい肝疾患をマスターする　125

ワンポイント！ Fitz-Hugh-Curtis（フィッツ・ヒュー・カーティス）症候群[8, 11~15]

● **概念** 骨盤内感染症が上行性に波及し限局性の肝周囲炎を併発した病態で，1930年代にCurtisとFitz-Hughがそれぞれ報告して以来，Fitz-Hugh-Curtis症候群と呼ばれるようになった．性活動が活発な若い女性に多く，当初の報告では淋菌によるものが多かったが，最近の**原因菌のほとんどはクラミジア（*Chlamydia trachomatis*）** とされている．確定診断には腹腔鏡による急性期での肝周囲炎の所見や慢性期での肝表面と腹壁の間のバイオリン弦状の線維性癒着（violin-string adhesion），あるいはクラミジア抗体価の上昇が重要であるが，抗菌薬により軽快しうるため一般的には腹腔鏡は行わずに，典型的な症状や血清学的データや画像所見から総合的に診断されることが多い．

● **臨床像** 上腹部痛（90.3％），下腹部痛（64.6％），発熱（54.9％）などの頻度が高く[11]，**体位変換や呼吸で痛みが増強する**場合が多い（肝周囲炎による肝被膜や腹膜への刺激が原因とされている）．クラミジアは骨盤内感染症としての病原性は低いため，臨床的に**骨盤内感染症を示唆する所見は認められないことも多く**，ほとんどで認められなかったという報告もある[12]．血液検査では白血球やCRPが高値になるが，**肝酵素上昇は4.5％に認められる程度にとどまる**[11]．この理由は炎症が肝表面に留まり実質の深部まで進展しないためといわれている．

● **画像所見** 急性期における超音波検査や単純CTでの病変の描出は困難であり，**ダイナミックCT早期相で肝の表面が帯状に濃染するのが特徴的な所見**とされ，炎症に伴う肝被膜（～被膜直下肝実質）の血流増加を反映していると考えられている．特に内側区域から右葉外側面に多くみられ，肝無漿膜野や右葉内側面，尾状葉周囲，外側区後面の被膜にはほとんど認められないが，これは骨盤内から右傍結腸溝を経由した経腹膜感染ルートが理由と説明されている．急性期のFitz-Hugh-Curtis症候群ではダイナミックCT後期相（通常の造影CT）での異常濃染はないか，あっても肝実質とのコントラストが低く見落としやすいが，**慢性化して線維化すると後期相でも造影効果が帯状に目立つようになる**．

研修医：こんな疾患があったのですね．覚えておきます．
指導医：**右季肋部～上腹部痛を訴える若年女性で，腹部エコーや上部消化管内視鏡などで異常を認めなかった場合は本症を鑑別にあげる必要があるね**．Fitz-Hugh-Curtis症候群は急性期に診断して適切な治療を行うことが重要なんだけれど，急性期では通常の造影CTだけでは不十分であり，ダイナミックCTを確実にオーダーすることが重要なポイントなんだ．急性期に適切な抗菌薬を投与すれば，数日

～2週間以内で症状は消失し，CT所見も正常になるといわれているんだけれど[8]，一方で急性期での適切な治療の機会を逃すとviolin-string状の索状物が原因で内ヘルニアによるイレウスをきたした報告もあるんだ[11]．ダイナミックCTでタイミングを逃さず的確に診断して治療できるようにしようね．「肝膿瘍を単なる囊胞と間違えない」そして「Fitz-Hugh-Curtis症候群を急性期に的確に診断する」，いずれも**ダイナミックCTがキー**になるんだ．救急外来の現場でも，これらの疾患を疑ったら積極的にダイナミックCTにトライしてみようね．

文献

1) 「EOB・プリモビストを用いたMRI検査の結果説明用紙」(伊東克能 監修), バイエル薬品株式会社, 2010
2) 「原発性肝癌取扱い規約 第5版補訂版」(日本肝臓研究会 編), pp8-11, 金原出版, 2009
3) 「腹部CT診断120ステップ」(荒木 力 著), pp5-33, 中外医学社, 2002
4) 「腹部のCT 第2版」(平松京一 監修/栗林幸男, 谷本伸弘, 陣崎雅弘 編), pp78-93, メディカル・サイエンス・インターナショナル, 2010
5) 「肝胆膵の画像診断－CT・MRIを中心に－」(山下康行 編著), pp14-23, 192-197, 秀潤社, 2010
6) 「CT造影理論」(市川智章 編), 医学書院, pp117-184, 2004
7) 蒲田敏文, 松井 修：肝炎症性腫瘤－肝膿瘍を中心に－, 画像診断, 25：318-327, 2005
8) 「ここまでわかる急性腹症のCT 第2版」(荒木 力 著), pp241-249, メディカル・サイエンス・インターナショナル, 2009
9) Gabata, T., et al.：Dynamic CT of hepatic abscesses: Significance of transient segmental enhancement. AJR, 176：675-679, 2001
10) Koenraad, F.M., et al.：The infected liver: Radiologic-pathologic correlation. Radiographics, 24：937-955, 2004
11) 早川弘輝, 他：クラミジア感染による肝周囲炎 (Fitz-Hugh-Curtis症候群) が原因と考えられるイレウスの1手術例. 日消外会誌, 34：1331-1335, 2001
12) Yang, H.W., et al.：Clinical feature of Fitz-Hugh-Curtis syndrome: analysis of 25 cases. Korean J Hepatol, 14：178-184, 2008
13) 宮良哲博, 村山貞之：The key to case of May. 画像診断, 29：926-928, 2009
14) Nishie, A., et al.：Fitz-Hugh-Curtis syndrome: radiologic manifestation. J ComptAssist Tomogr, 27：786-791, 2003
15) Tsubuku, M., et al.：Fitz-Hugh-Curtis syndrome: liner contrast enhancement of the surface of the liver on CT. J Compt Assist Tomogr, 26：456-458, 2002

part.3 **腹部** 画像診断レッスン

Lesson 12 胆・膵の画像診断に強くなる！
～解剖のポイントと病変の見つけ方～

症例 ❶ 78歳女性．前日からの上腹部痛と嘔気・嘔吐を主訴に来院

体温 37.7 ℃，WBC 9,900 /μL，CRP 0.41 mg/dL，AST/ALT 794/415 mL/dL，ALP 1,767 mg/dL，γ-GTP 703 mg/dL．腹部エコー検査で総胆管の拡張を認め，詳細評価目的にて造影CTとMRCPが施行された．

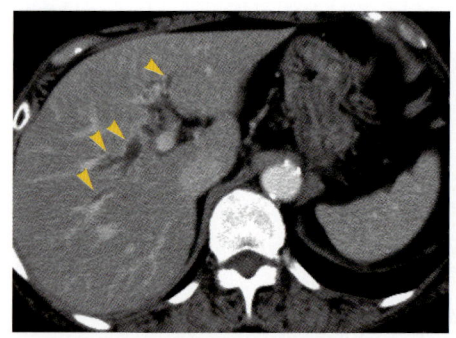

図1　造影CT（肝門部レベル）

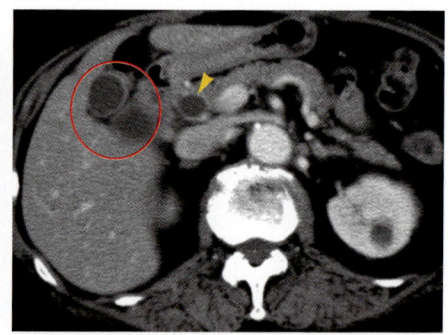

図2　造影CT（中・下部胆管レベル）

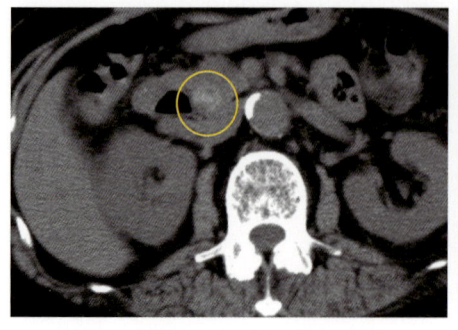

図3　単純CT（下部胆管レベル）

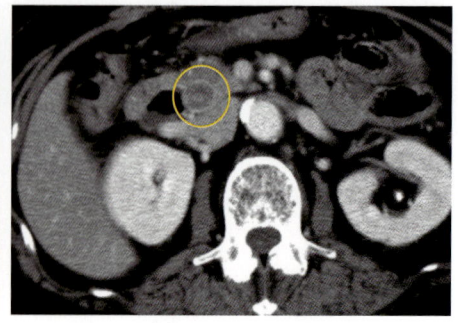

図4　造影CT（下部胆管レベル）

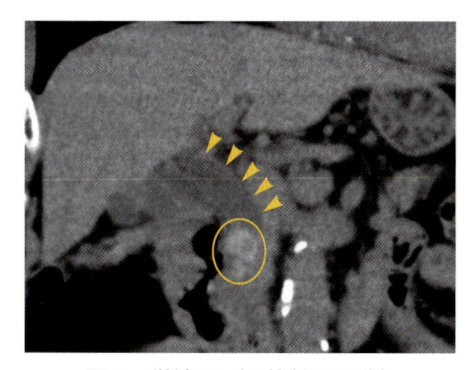

part. 3 腹部画像診断レッスン

図5　単純CT（冠状断MPR像）

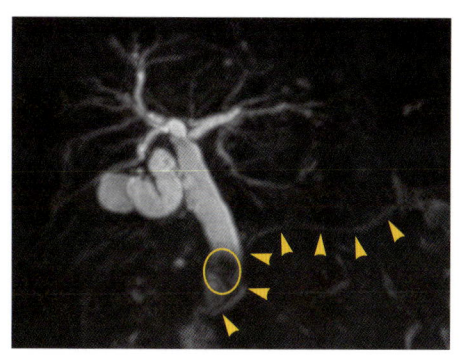

図6　MRCP

指導医：さて，所見はどうかな？
研修医：総胆管に結石と考えられる高吸収像を認め（図3，4，5，6○），上流側の胆管は拡張しています．総胆管結石の所見と考えます．
若手放射線科医：その通りですね．今回は解剖をおさえるという意味を含めて本症例を提示していますので，胆管の部位別名称や拡張の基準などを確認していきましょう．まず胆石のある位置についてですが，総胆管の中でも特にどこの部位かわかりますか？
研修医：下の方にあるようにはみえますが…．正確な定義がわかりません．
指導医：それでは，ここで胆道の解剖を確認しておきましょう．図7も参照してください．

ワンポイント！　胆道の解剖[1～3]

- **胆道**　肝細胞から分泌された胆汁が十二指腸に流出するまでの経路のうち，細胆管からVater乳頭開口部までを指し，**肝内胆管系**と**肝外胆管系**に大きく分けられる（ただし，胆道癌取扱い規約[4]での"胆道"とは肝外胆管系のことを指している）．
- **肝内胆管系**　細胆管から肝区域内にある胆管までを指し，それぞれ門脈に並走している（図7B）．**肝内胆管は2 mm以上になるとCT上描出されるようになり，閉塞機転の存在を考慮**する必要がある．
- **肝外胆管系**　肝外胆管，胆嚢，乳頭部に区分される（図7A）．肝外胆管は，肝門部胆管（Bp），上部胆管（Bs），中部胆管（Bm），下部胆管（Bi）に区分されており，上部〜下部胆管が総胆管に相当する．

Lesson12　胆・膵の画像診断に強くなる！　129

- **肝門部胆管** 左側は外側枝と内側枝の合流部から，右側は前枝の合流部から左右肝管合流部下縁までとし，さらに右肝管（Br），左肝管（Bl），上部胆管で囲まれる部位は肝管合流部（Bc）とされている（図7B）．
- **上部～下部胆管** 上部および中部胆管は肝門部胆管の下縁から膵上縁までの部分を2等分して区分し，下部胆管は膵上縁から十二指腸を貫通するまでの部分とされる．これらの区分は胆嚢管の合流部とは無関係であることに注意（胆嚢管が合流する位置にはバリエーションが多く，区域基準には適さない）．
- ※左右肝管は通常5 mm以下，総胆管は8 mm以下だが，胆摘後では10 mm以下と軽度拡張し，また高齢者でも拡張する傾向にある．胆管空腸吻合術後などでは（特に肝内の）胆管内に空気が見られることがあり，**胆道気腫（pneumobilia）** と呼ばれる．門脈内ガスとは全く異なるので注意〔門脈内ガスに関してはイレウスの項（p163）を参照〕．胆道気腫では樹枝状のairは中枢側にみられ，肝表には達しない点が門脈内ガスとの鑑別点になりうる．
- **胆嚢** 洋梨型の外観を呈し，肝下面の胆嚢窩に位置している．底部の頂点から胆嚢管移行部まで長軸に直角に3等分し，底部（Gf），体部（Gb），頸部（Gn）と区分され，胆嚢管（C）を介して総胆管に合流する（図7A）．壁は1～3 mm程度（通常2 mm以下）で，4 mmを超えるような場合は壁肥厚といえる．ただし

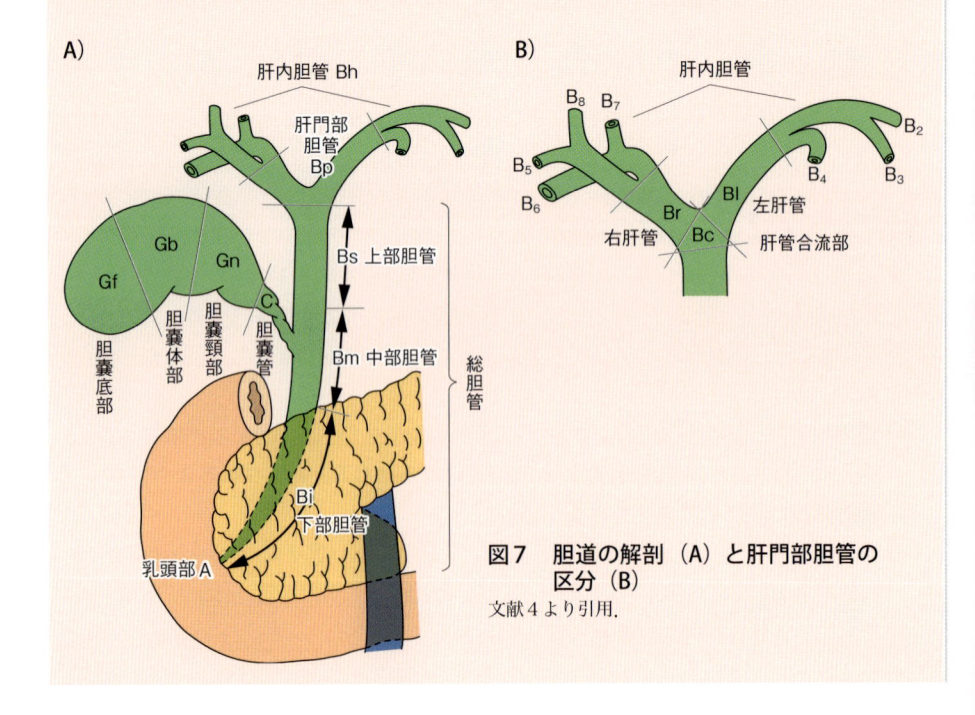

図7 胆道の解剖（A）と肝門部胆管の区分（B）
文献4より引用．

胆嚢の壁厚は内腔の充満度（緊満しているか虚脱/収縮しているか）にも依存するので，注意が必要．例えば健常人でも食後すぐに超音波検査を行えば，胆嚢が収縮しているため壁肥厚像を呈する．**内部の胆汁のCT値は通常0〜25 HUで水の濃度に近く，高吸収に描出される場合は，①造影検査後，②石灰化胆汁，③胆道出血（原因としては腫瘍性，炎症性，外傷性，医原性など）を考慮する**．

研修医：なるほど．大変勉強になりました．本症例では膵臓内を走行する胆管に結石が見られますので，下部胆管結石となるのですね．

若手放射線科医：その通りですね．また，門脈に沿って走行する肝内胆管も3 mmと軽度拡張し（図1▶），胆嚢〜胆嚢管（図2○）や総胆管（図2，5▶，φ12 mm）も拡張しているのがわかりますね．ここで，総胆管結石についても確認しておきましょう．

ワンポイント！ 総胆管結石[1, 3, 5]

・結石が総胆管にあるものを指し，感染などにより胆管結石が生じたもの（一次胆管結石）と胆嚢結石が総胆管に落下したもの（二次胆管結石）がある．黄疸，発熱，疼痛などが契機になり発見されることが多い．致命的な**急性化膿性胆管炎**に移行することがあり，原則的には無症状例も含めて治療対象となる．また，総胆管結石は膵炎の原因にもなりうる．

・結石はそのカルシウム含有量によってはCTで描出されず，**胆嚢結石の10〜20%程度，胆管結石の数%程度がCTで検出できない**とも報告されている[6]．したがって，**CT上同定できなくても胆石を否定はできない**ことに注意する．また，**胆管結石は中等度に高吸収を呈することが多く，造影CTでは（周囲組織の吸収値が上昇し，またウィンドウレベルも単純CTより高めに設定されることから）検出率が低下するため，単純CTでの評価を忘れてはならない**（図3，4参照．結石は単純CTでより明瞭に描出されている）．また，閉塞があれば結石の上流の胆管と胆嚢が拡張する．

・MRCPを含め，**MRI**ではT2強調画像で胆汁の高信号内の陰影欠損（filling defect）として結石が描出される（次項参照）．

指導医：胆道系の評価にはMRCPが有効だね．MRCPについてもここでおさえておこう．

ワンポイント！ MRCP (magnetic resonance cholangiopancreatography：MR胆道膵管造影)[7, 8]

- **MRCPとは** 非常に強いT2強調画像（heavily T2-weighted image）により液体成分のみを強調するMRIの撮像法，すなわちMR hydrography（水画像）を胆道膵管系に応用した手法のことで，ERCP（endoscopic regrograde cholangiopancreatography：内視鏡的逆行性胆道膵管造影）に類似した画像を得ることができる．
- **MRCPとERCPの使い分け** 一般にスクリーニングにはMRCP，精査や検体採取，治療目的などの際にはERCPが施行されることが多い．ERCP施行前のガイドとしてMRCPが施行されることもある．

表1　MRCPとERCPの利点

MRCP	①非侵襲的（寝ているだけで検査可能で造影剤も必要ない） ②閉塞部遠位側の評価ができる（腫瘍などによる閉塞があった場合，ERCPでは閉塞部より上流側の造影は困難） ③急性膵炎や胃切除後の患者でも検査可能（急性膵炎ではERCPは禁忌．胃切除後では術式によってはERCPが施行できないことがある） ④自然な状態での観察ができる（ERCPでは造影剤注入による圧力がかかってしまう）
ERCP	①分解能が高い（MRCPでは描出しきれないような微細な病変も検出されうる） ②検体の採取ができる ③ステント留置やドレナージといった治療ができる

- **MRCPのよい適応**
  ① **主膵管や胆管の形成異常**：膵胆管合流異常，膵管の発生異常（pancreas divismなど），先天性胆道拡張症（いわゆる総胆管嚢腫），原発性硬化性胆管炎やその他の胆管・膵管の拡張・狭窄の評価
  ② **嚢胞性疾患**：膵嚢胞性腫瘍，胆管周囲嚢胞など
  ③ **総胆管結石**（ちなみに胆嚢結石はエコー検査がfirst choice）

研修医：なるほど，よくわかりました．MRCPは膵管の評価にも有効なのですね．
若手放射線科医：そうだね．ここで膵臓や膵管の解剖も覚えておこう．

part. 3　腹部画像診断レッスン

ワンポイント！　膵臓の解剖[1~4, 9]

- **膵臓**　頭部（鉤部を含む），体部，尾部に分けられる（図8）．膵頭部と体部の間には下縁に膵切痕という切れ込みがあり，ここを上腸間膜静脈（SMV）が通る．上腸間膜静脈左側縁を境として右側を膵頭部（Ph），左側を二等分し膵体部（Pb），尾部（Pt）とする．また，上腸間膜静脈の背部に突出する部分を鉤部もしくは鉤状突起（UP：uncinate process）と呼ぶ．
- **膵頭部**　左腎静脈と合流する下大静脈の腹側にある（図9，11）．膵体尾部は脾静脈の前方に位置し（図9，11），膵尾部は脾門部を目印にみつけることができる（図9）．

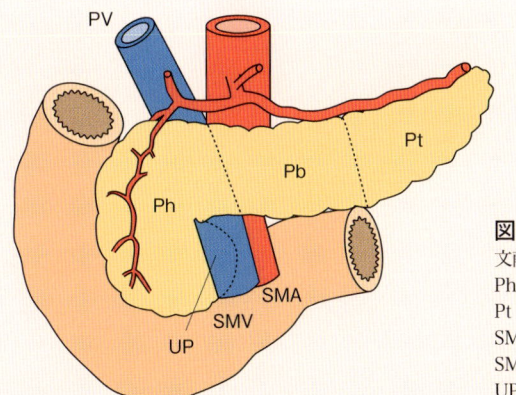

図8　膵臓の部位名
文献10より作成．
Ph　：膵頭部　　Pb：膵体部
Pt　：膵尾部　　PV：門脈
SMA：上腸間膜動脈
SMV：上腸間膜静脈
UP　：鉤状突起

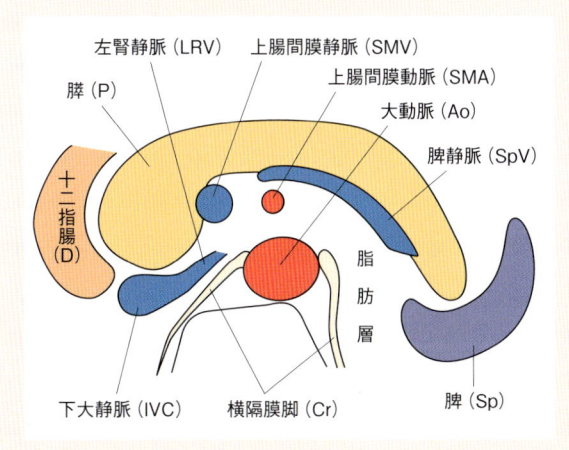

図9　膵臓とその周囲構造
文献9より作成．
Ao　：aorta
Cr　：crus of diaphragm
D　　：duodenum
IVC　：inferior vena cava
LRV　：left renal vein
P　　：pancreas
SMA：superior mesenteric artery
SMV：superior mesenteric vein
Sp　：spleen
SpV：splenic vein

Lesson12　胆・膵の画像診断に強くなる！

- **膵の形状や大きさ，実質濃度** 年齢差を含めた個人差が大きい．膵萎縮の基準（椎体の幅の1/3以下），膵腫大（椎体の幅の3/4以上）の定義や，膵実質の前後径（膵頭部：20〜30 mm，膵体部：15〜20 mm，膵尾部：15 mm程度）の基準もあるが，**全体のバランスが大事**である．また，若年者の膵は均一な軟部組織濃度を呈するが，高齢者では脂肪置換による霜降り状を呈し分葉状構造が目立つ．また，強い脂肪化によって実質がほとんど認識できない場合もある．
- **主膵管（MPD）** 膵体尾部の中心部を通り，膵頭部で背側を下行しVater乳頭（図10 Vp）に向かう**Wirsung管**となる（図10 W）．副膵管はVater乳頭上部の副乳頭に注ぎ，**Santorini管**（図10 S）と呼ばれる．一般に**膵管径3 mm以上が拡張**の定義とされているが，主膵管は頭部から尾部に向かって緩やかに細くなることが多い．膵管拡張は**表2**のような病態でみられる．

図10　膵管の走行
文献1より作成．
CBD：common bile duct（総胆管）

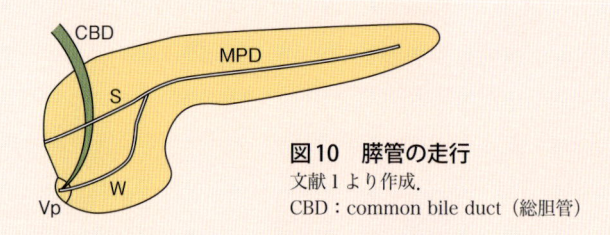

表2　主膵管拡張の鑑別[11]

- 慢性膵炎（膵管の拡張原因として最も多い　約52%）
- 膵癌，乳頭部癌
- 遠位総胆管結石
- IPMN（intraductal papillary mucinous neoplasm：膵管内への粘液産生の増加による．拡張が強い場合には悪性を疑う）
- 加齢（高齢者では膵実質の萎縮等により特に器質的原因なく拡張がみられることがある）

研修医：ふぅー，今日は解剖が多くて疲れるなぁ…．
指導医：もう少しだよ．頑張ろう．では，最後に実際の症例を確認しておこう．

part. 3　腹部画像診断レッスン

症例❷　54歳男性．背部痛を主訴に来院

血液検査にて T-Bil 2.0 mg/dL，Amy 126 IU/L，CA19-9 766 U/mL と上昇を認めた．腹部エコー検査で膵癌が疑われ，精査目的に造影 CT と MRCP が施行された．

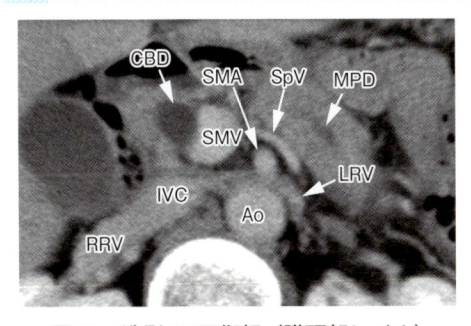

図11　造影 CT 平衡相（膵頭部レベル）

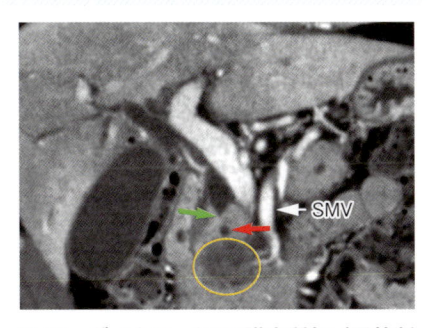

図12　ダイナミック CT 膵実質相（冠状断 MPR 像）

Ao：aorta（大動脈）
CBD：common bile duct（総胆管）
IVC：inferior vena cava（下大静脈）
LRV：left renal vein（左腎静脈）
MPD：main pancreatic duct（主膵管）
RRV：right renal vein（右腎静脈）
SMA：superior mesenteric artery（上腸間膜動脈）
SMV：superior mesenteric vein（上腸間膜静脈）
SpV：splenic vein（脾静脈）

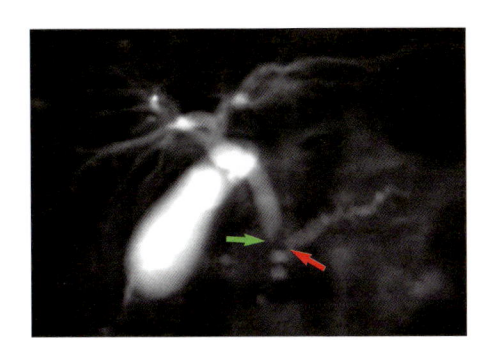

図13　MRCP

指導医：まずは図11で解剖を復習しておこう．本症例では明らかに総胆管と主膵管が拡張しているのがわかるよね．

研修医：はい．下流側に何らかの閉塞機転が存在することが疑われ，拡張した胆管と主膵管を Vater 乳頭側に向かって追っていくと SMV より右側の膵臓，すなわち膵頭部に不整な低吸収腫瘤があり（図12〇），その手前で拡張した主膵管（図12，

Lesson12　胆・膵の画像診断に強くなる！　135

13➡）と総胆管（図12, 13➡）は途絶しています．膵頭部癌による主膵管と総胆管の閉塞を疑います．

若手放射線科医：その通りですね．**膵癌は線維成分が豊富なため，一般に遷延性の造影パターンを呈します．**つまり，ダイナミックCTの（造影剤注入45～50秒後頃に撮影される膵臓が最もよく造影される時相である）**膵実質相では低吸収に描出され，**（膵実質相に比べ膵臓の吸収値が低下している）**平衡相では膵実質との境界が不明瞭になる**わけですね．実際には膵疾患を疑わない限りダイナミックCTが撮影されることは少なく，また膵癌のサイズが小さいときは腫瘤の同定が困難なことも多いので，その**早期発見には間接所見である主膵管の拡張に留意すること**が非常に重要ですね．

指導医：今回は胆膵系の解剖を中心に勉強したけれど，その評価にはCTのMPR（multiplanar reconstruction/reformationの略．多数の連続する横断像から矢状断や冠状断など任意の断面を再構成する方法）やMRCPが有効なことも実感できたのではないかな．これらを用いながら解剖をしっかりおさえて，病変を見逃すことなく的確に診断できるようにしようね．

文　献

1）「腹部のCT　第2版」（平松京一 監修／栗林幸男，谷本伸弘，陣崎雅弘 編），pp167–262，メディカル・サイエンス・インターナショナル，2010
2）「CT，MRI解剖学辞典」，多田信平，石井千佳子，入江健夫 著，pp127–137，ベクトル・コア，2001
3）「肝胆膵の画像診断 －CT・MRIを中心に－」，山下康行 編著，pp284–299, pp380–439，秀潤社，2010
4）「胆道癌取扱い規約　第5版」（日本胆道外科学会 編），金原出版，2003
5）「ここまでわかる急性腹症のCT　第2版」，荒木 力 著，pp227–231，メディカル・サイエンス・インターナショナル，2009
6）Barakos, J.A., et al. : Cholelithiasis : evaluation with CT. Radiology, 162 : 415–418, 1987
7）「正常画像と並べてわかる　腹部・骨盤部MRI　ここが読影のポイント」（扇 和之，横手宏之 編），pp202–206，羊土社，2007
8）「改訂版MRIデータブック　最新用語辞典」（土屋一洋 監修／扇 和之 編），pp184–189，メジカルビュー社，2010
9）「腹部CT診断120ステップ」，荒木 力 著，pp137–141，中外医学社，2002
10）「膵癌取扱い規約　第6版」（日本膵臓学会 編），金原出版，2009
11）Edge, M.D., et al. : Clinical significance of main pancreatic duct dilation on computed tomography: single and double duct dilation. World Gastroenterol., 13 : 1701–1705, 2007

part.3 腹部画像診断レッスン

Lesson 13 腎臓の造影不良域から何を考える？

症例 1　31歳女性．右背部痛と尿，血液検査所見から，尿路感染症が疑われ，CTが撮影された

体温 38.8℃，WBC 12,800/μL，CRP 7.5 mg/dL，尿潜血（2＋），尿白血球反応（2＋）．

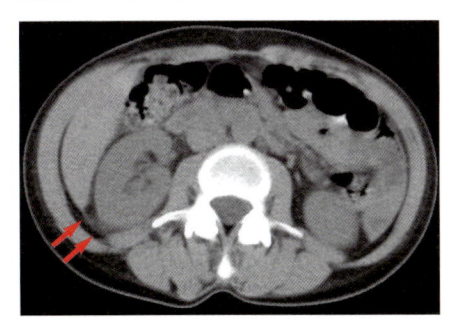

図1　単純CT（右腎門レベル）

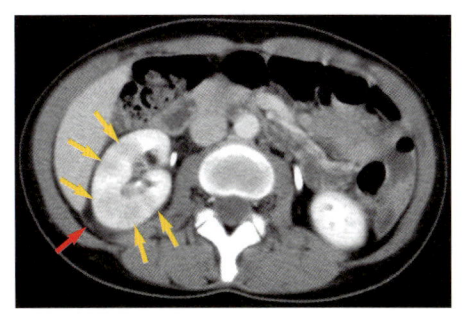

図2　造影CT（右腎門レベル）

● カンファレンス

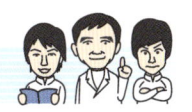

指導医：臨床所見から尿路感染症が疑われてCTが撮影されたのだけれど，所見はどうかな？

研修医：単純CT（図1）では明らかな異常は認められないように思われますが，造影CTでは右腎の実質内に楔状～斑状の造影不良域が複数箇所認められます（図2：⇨）．**腎盂腎炎**を示唆する所見と思われます．

指導医：よく勉強しているね．ただし，この場合は腎盂腎炎というよりもAFBN（acute focal bacterial nephritis：**急性巣状性細菌性腎炎**）と表現した方が適切かもしれないね．AFBNは知っているかい？

研修医：はじめて聞きました．腎盂腎炎とは違うのですか？

指導医：AFBNとは，腎実質に巣状に強い細菌感染症を生じているのだけれど，まだ液化（膿瘍化）していない状態で，通常は腎盂腎炎が進行した病態とされているんだ[1, 2]．すなわち，腎盂腎炎→AFBN→腎膿瘍と進行する一連の病態という解釈だね．ただし，AFBNは腎盂腎炎からではなく血行性に細菌感染を起こして発症することもあり，その際は尿所見が異常を示さないこともあるので注意が必要なんだ．一般にCT所見からは以下のように区別されているね[3]．

ワンポイント！

① **腎盂腎炎**：造影早期（動脈優位相あるいは皮質相）に巣状の造影低下域（楔状，島状）を認めることがあるが，造影後期（平衡相）では周囲正常腎実質部と同様に造影される．

② **AFBN**：巣状造影低下域は平衡相まで続くが，造影効果は完全には消失しないで残存している．

③ **腎膿瘍**：病巣の一部にすべての相でまったく造影効果を示さない（すなわち液化した），より低吸収の部分が存在する．同部は単純CTでも正常腎実質部より低吸収（すなわちwater density）のことが多い．

研修医：なるほど．造影CTは尿路感染症の重症度を知るうえでも重要なのですね．そのほかにも，何かポイントがあれば教えてください．

若手放射線科医：腎疾患を疑った場合には，腎臓そのものだけでなく腎周囲にも注目することも大事ですね．今回の症例でもよく観察すると腎筋膜の肥厚や右腎周囲腔の脂肪層に乱れ（濃度上昇）があるようにみえますね（図1，2：➡）．

研修医：腎筋膜，腎周囲腔…？ 聞いたことはありますが，よくわかりません．

指導医：それでは解剖の確認をしようね．

ワンポイント！

図3に示すように後腹膜は腎筋膜（Gerota筋膜）と外側円錐筋膜により，① 前傍腎腔（水色），② 腎周囲腔（黄色），および，③ 後傍腎腔（ピンク）の3腔に区分される．

① **前傍腎腔**：腹膜，腎筋膜前葉，外側円錐筋膜に囲まれる区画で膵，十二指腸，上行および下行結腸を含む．

② **腎周囲腔**：前葉と後葉の腎筋膜に囲まれる区画で，腎および副腎を含む．また，腎周囲腔は**図4**に示すように隔壁により多数の隔室に分かれている．この隔壁はbridging septumと呼ばれ，A. 腎被膜と平行に走行するもの（**図4A**），B. 腎被膜と腎筋膜とを連絡するもの（**図4B**），C. 腎筋膜の前後葉を連絡するもの（**図4C**）の3種類がある[6]．

③ **後傍腎腔**：腎筋膜後葉と体壁（腹横筋，大腰筋など）の筋膜の間の区画で特定の臓器は含まれず，前方では腹膜前脂肪層へと連続する．

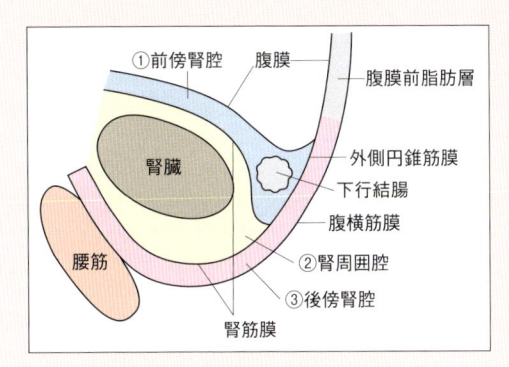

図3　腎周囲腔と後腹膜の構造（横断像）
文献4より作成．

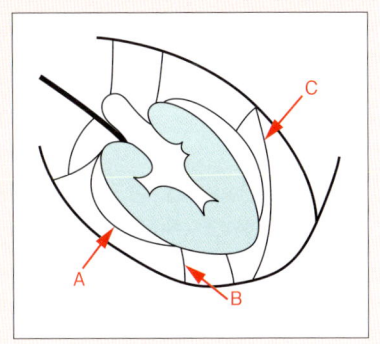

図4　腎周囲腔内の構造
文献5より作成．

研修医：解剖はわかりましたが，腎筋膜の肥厚や脂肪層の乱れにはどういった病的意義があるのですか？

指導医：腎筋膜やbridging septumの肥厚，あるいは腎周囲腔内の脂肪層の乱れは，実は炎症（腎炎や腎膿瘍のみならず腎外からの炎症波及も含む），腎周囲血腫，腎梗塞，腎腫瘍などさまざまな病態で認められる所見なんだ[6]．非特異的ではあるけど感度が高くて単純CTでも検出できるので，腎やその周囲に何か異常がないか疑うきっかけになるね．ただし，健常者でも腎筋膜やbridging septumが目立つ人もいるので，左右差や臨床症状にも留意しようね．

若手放射線科医：それでは，症例2でこれらの所見を確認してみましょう．

症例 2　43歳男性．背部痛を主訴に来院．血液検査で急性膵炎が疑われ，CTが撮影された

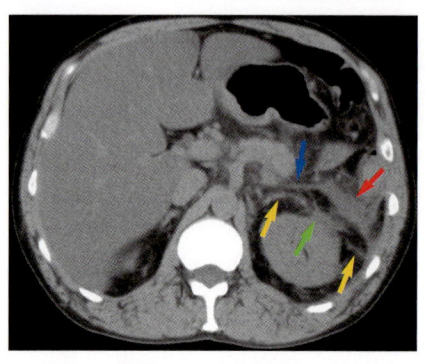

図5　単純CT（左腎中極レベル）

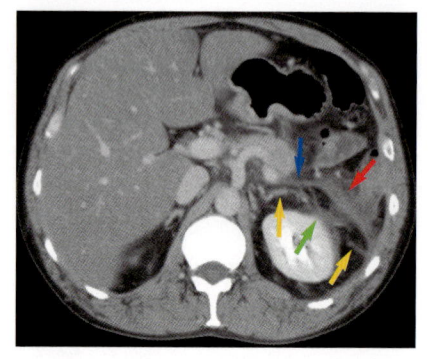

図6　造影CT（左腎中極レベル）

研修医：図5，6にて前傍腎腔の浸出液貯留（→），腎筋膜前葉の肥厚（→），bridging septumの肥厚（→），および腎周囲腔の脂肪層の乱れ（→）があります．これらは急性膵炎の炎症性変化が波及した所見と思われます．

若手放射線科医：その通りですね．また，腎筋膜前葉が膵炎という前傍腎腔の炎症を腎周囲腔へ波及するのを阻止しているのもわかりますね．腎筋膜は強固なので，前・後傍腎腔と腎周囲腔間の病変の進展を防ぐ役割を果たすのですね．

指導医：それでは，最後の症例を検討しよう．一見すると症例1に似ているけれど，所見はどうかな？

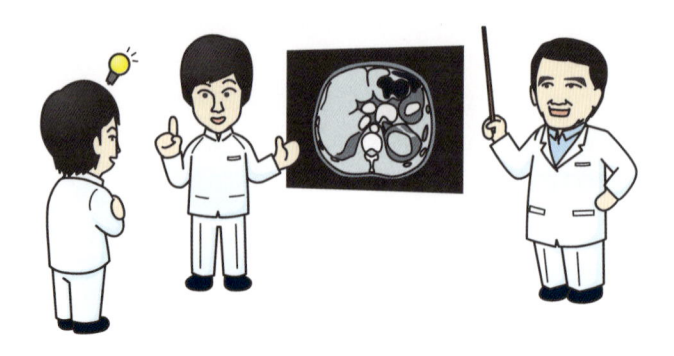

part. 3 腹部画像診断レッスン

症例❸ 81歳女性．数日前から持続する左側腹部痛．尿，血液検査では原因を特定できず，精査目的にCTが撮影された

WBC 14,100 /μL，CRP 0.4 mg/dL，尿所見はすべて陰性．

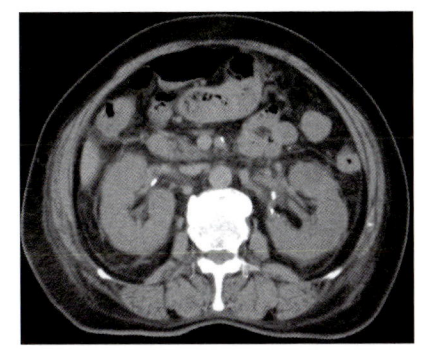

図7　単純CT（両側腎門部レベル）

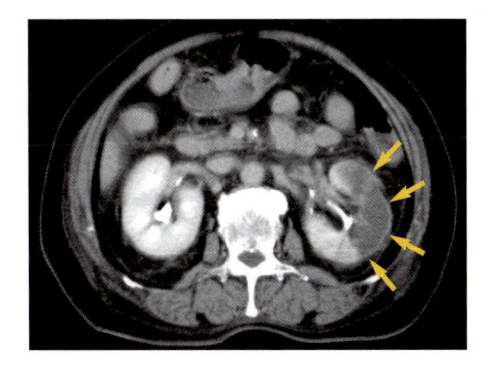

図8　造影CT（両側腎門部レベル）

研修医：先程の症例1と比較してやや造影不良の範囲が広いのが気になりますが（図7，8），左腎のAFBN，もしくは膿瘍ではないでしょうか．

指導医：それらの疾患も鑑別にはあがるのだけど，本症例では左腎の被膜に沿って帯状の造影効果が認められる点に注目しよう（図8：➡）．これは"cortical rim sign"といって，腎梗塞に比較的特徴的な所見なのだよ．

ワンポイント！ cortical rim sign

- 皮質が被膜に沿って帯状に造影効果を保つ所見で，被膜動脈，腎盂，尿管動脈などからの側副路により被膜〜被膜下に血液が供給されるためと考えられている[7]．
- 腎梗塞の約50％に出現し特徴的とされているが，腎梗塞以外に急性皮質壊死，急性尿細管壊死，腎静脈血栓，腎膿瘍などで認められることもある[8]．
- また，その出現には腎梗塞発症から最低8時間を必要とするが，1週間以降では全例に認められるとの報告もある[9]．

研修医：なるほど，"造影不良域＝炎症"とは限らないのですね．また，腎梗塞の診断は単純CTだけでは困難であり，造影CTが必要なのですね．

指導医：その通りだね．腎梗塞のリスクファクターとしては，塞栓（心疾患，カテーテル検査，手術），外傷，敗血症，血管炎，血栓などが知られているけれど，健常

Lesson13　腎臓の造影不良域から何を考える？　*141*

者に突然生じることもあるので，基礎疾患がないからといって除外はできないね．また，臨床像としては腹痛，悪心，発熱，血清酵素（LDHやトランスアミナーゼ）の上昇などを呈することも知られているのだけれど，どれも非特異的で決め手に欠けるため，原因不明の発熱や腹痛としてCTが撮影される機会も多いんだ．だから画像所見に精通して，尿路感染症との鑑別も含めて，しっかりと診断できるようにしようね．

文 献

1) Lawson, G. R., et al. : Acute focal bacterial nephritis. Arch Dis Child, 60 : 475-477, 1985
2) Huang, J. J., et al. : Acute bacterial nephritis : a clinicoradiological correlation based on computed tomography. Am J Med, 93 : 289-293, 1992
3)「ここまでわかる急性腹症のCT 第2版」(荒木 力 著), pp.314-319, メディカル・サイエンス・インターナショナル, 2009
4) Love, L., et al. : Computed tomography of extraperitoneal spaces. AJR, 136 : 781-789, 1981
5)「腹部CT診断120ステップ」(荒木 力 著), pp.256-259, 中外医学社, 2002
6) Kunin, M. : Bridging septa of the perinephric space : anatomic, pathologic, and diagnostic considerations. Radiology, 158 : 361-365, 1986
7) Han, L. E., et al. : Renal subcapsular rim sign : new etiologies and pathogenesis. AJR, 138 : 51-54, 1982
8) Wong, W. S., et al. : Renal infarction : CT diagnosis and correlation between CT findings and etiologies. Radiology, 150 : 201-205, 1984
9) Kamel, I. R., et al. : Assessment of the cortical rim sign in posttraumatic renal infarction. J Comput Assist Tomogr, 20 : 803-806, 1996

part.3 腹部画像診断レッスン

Lesson 14 基本中の基本，急性虫垂炎をマスターする

指導医：今回は，救急外来で頻繁に遭遇する"common disease"の代表例である急性虫垂炎について，自信をもって診断できるよう勉強しておこう．急性虫垂炎のCT診断はまず虫垂自体をしっかりと同定することからはじまるんだが，先生は虫垂をどうやって探しているかな？

研修医：まず上行結腸を見つけて，そこから尾側にたどって回盲部を同定します．そのさらに尾側に盲端となる管状構造がないかを検索しています．

指導医：その通りだね．一般に虫垂の起始部は変異が少なく，通常は**回盲弁（バウヒン弁）より約3 cm尾側の盲腸の後内側壁から起始する**とされている[1]．ちなみに，この起始部が体表ではMcBurney点と一致することが多いんだ．一方，そうやって見つけた管腔構造が本当に虫垂かどうかを確認することも大切で，その管腔構造を**先端までたどり盲端に終わっていることを必ず確認**しよう．

若手放射線科医：図1では脂肪と空気，軟部組織の互いのコントラストがよくつくように，ウィンドウレベルを0程度にして表示しています．このようにウィンドウ表示を調整することで，虫垂が見つけやすくなることがありますので，モニター画面上で変更できる場合はぜひ試してみてください．

指導医：虫垂の**起始部（根部）はバリエーションが少ない**のに対し，その先の走行は図2に示すようにバリエーションに富んでいるんだ．それぞれのバリエーションの頻度は文献によっても多少異なるんだけれど，図2の②や③のように**下方へ向かう虫垂**や，図1の症例や図2の①のように虫垂が**後腹膜に固定されて頭側へ向かう盲腸後部虫垂**（retrocecal appendix）の頻度が多いといわれていて[1]，それらの際は虫垂の同定が比較的容易なんだけれど，④⑤のように**内側上方に向かって回腸と接するような虫垂**は一般に同定が難しくなってくる．さらに虫垂が起始する**盲腸自体の位置にもバリエーション**があって，盲腸が肝下面近くや腹部正中，骨盤内などの非典型的な場所にある場合は回盲部や虫垂も一緒に場所が移動して，CT上も同定が困難になってくる．

Lesson14 基本中の基本，急性虫垂炎をマスターする 143

参考症例　正常回盲部

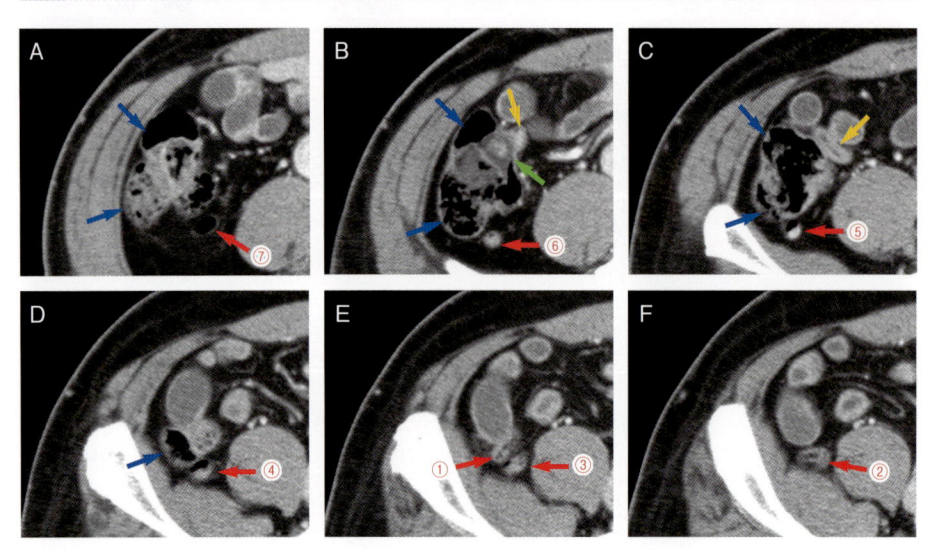

図1　造影CT
頭側から尾側に向かってA〜Fの順．**上行結腸〜盲腸**：→（青），**回腸末端**：→（黄），**回盲弁**：→（緑），**虫垂**：→（赤）（起始部から盲端に向かって①〜⑦の順：本例では虫垂が後腹膜に固定され，先端部が頭側へ向かう**盲腸後部虫垂**の状態）．

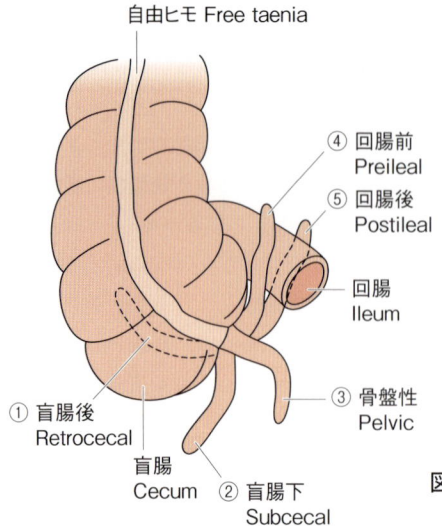

自由ヒモ Free taenia
④ 回腸前 Preileal
⑤ 回腸後 Postileal
回腸 Ileum
① 盲腸後 Retrocecal
盲腸 Cecum
② 盲腸下 Subcecal
③ 骨盤性 Pelvic

図2　虫垂走行のバリエーション
文献2より作成．

144　画像診断に絶対強くなるワンポイントレッスン

研修医：CTで見つけにくいといえば，やせた人でも虫垂を見つけることが難しくて困ることがあります．

若手放射線科医：そうですね．そういった虫垂の同定が難しい症例では，冠状断などのMPR（multiplanar reconstructionあるいはmultiplanar reformation：多断面再構成画像）も有用ですね[1]．

指導医：そうだね．虫垂炎を疑ったときには**冠状断や矢状断の再構成画像を積極的に依頼**しよう．それから特に禁忌事項がなければ**造影CT検査を積極的に行う**ことも重要だね．造影を行うことで組織間のコントラストが明瞭になって，**虫垂を同定しやすくなる**し，**虫垂が炎症を起こしているかどうかの判断や，合併症としての膿瘍の診断も容易**になる．

ワンポイント！ CTにて虫垂を同定する手順

- まず後腹膜の右側に固定されている**上行結腸**を同定し，そこから尾側にたどって**回盲部（回盲弁）**を同定する
- 回盲弁より3cmほど尾側の**盲腸の後内側壁付近から起始**する管腔構造を見つける．その管腔構造を可能な限り先端までたどり，**盲端に終わっているのを確認**すること（間違いなく虫垂であることを確認すること）

ワンポイント！ 虫垂を効率よくCTにて評価するためのポイント

- 可能な限り**造影を行う**
- **ウィンドウレベル**を観察に最適なように（"脂肪－空気－軟部組織"の互いのコントラストがよくつくように）調整する
- MPRの作成を依頼して，**さまざまな断面から虫垂を評価**する

若手放射線科医："distal appendicitis"といって，遠位虫垂のみに炎症を認める虫垂炎も存在するんです．その際は近位虫垂が正常であるため，虫垂を先端部までしっかりと追わないと病変を見逃してしまいます．

研修医：なるほど．そういうこともあって，虫垂を盲端まで追うことが大事なんですね．

指導医：そうだね．さて虫垂を同定するコツを覚えたところで，次のステップはどういう虫垂が異常かをマスターすることになるんだが，まず急性虫垂炎の機序はどんなものだったか覚えているかな．

研修医："急性虫垂炎の機序"ですか？　どうでしたっけ…，えっと…．

若手放射線科医：まず**粘膜下リンパ組織の過形成**や**糞石**などが原因で，虫垂根部（起

始部）の閉塞が起こります．粘膜下リンパ組織の過形成や糞石以外にも**腫瘍**が虫垂根部の閉塞原因になることがあります．急性虫垂炎全体の原因としては約1％とその頻度は低いですが，**中高年者の虫垂炎の原因としては重要な位置を占めます**．そうやって虫垂根部がいったん閉塞すると，虫垂で分泌された粘液が盲腸に排出されないため虫垂内圧が上昇し，虫垂が拡張します．やがて内圧の上昇により虫垂壁の静脈やリンパの還流が止まり，虫垂壁に浮腫が起こります．この時期では炎症は虫垂壁の粘膜および粘膜下に留まっています（**カタル性虫垂炎**）．長時間続く虚血状態のためやがて細菌感染が虫垂壁に波及すると，虫垂壁の全層性炎症になります（**蜂窩織炎性虫垂炎**）．やがてさらなる炎症により虚血が進行し，虫垂の動脈血流の障害や穿孔が起こります（**壊疽性虫垂炎**）．

指導医：そうだね．そしてそれらが画像にどう反映されるかだが…．ここで急性虫垂炎のCT所見のポイントをあげておこう．

ワンポイント！ 急性虫垂炎のCT所見

- 虫垂の**腫大**：一般に最大径6〜7mm以上
- 虫垂**壁の肥厚**：一般に壁厚2〜3mm以上で，特に急性炎症では**造影効果**を伴う
- **虫垂周囲の脂肪織濃度上昇**（いわゆる**dirty fat sign**）

副所見として
- 虫垂結石（糞石）
- 隣接した盲腸壁や回腸壁の肥厚

指導医：なお虫垂の径についてだが，正常でも虫垂径が6〜7mm以上になることがありうる．だから**径だけにとらわれず，虫垂壁の造影効果や肥厚の有無**など炎症を示唆する他の所見と併せて診断することが大事だよ．

　　それでは次の症例を一緒にみてみよう．

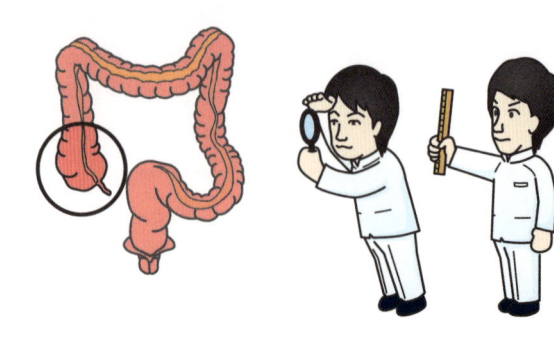

part. 3 腹部画像診断レッスン

症例 ❶ 35歳女性．右下腹部痛で来院
WBC 13,700/μL，CRP 0.64 mg/dL．

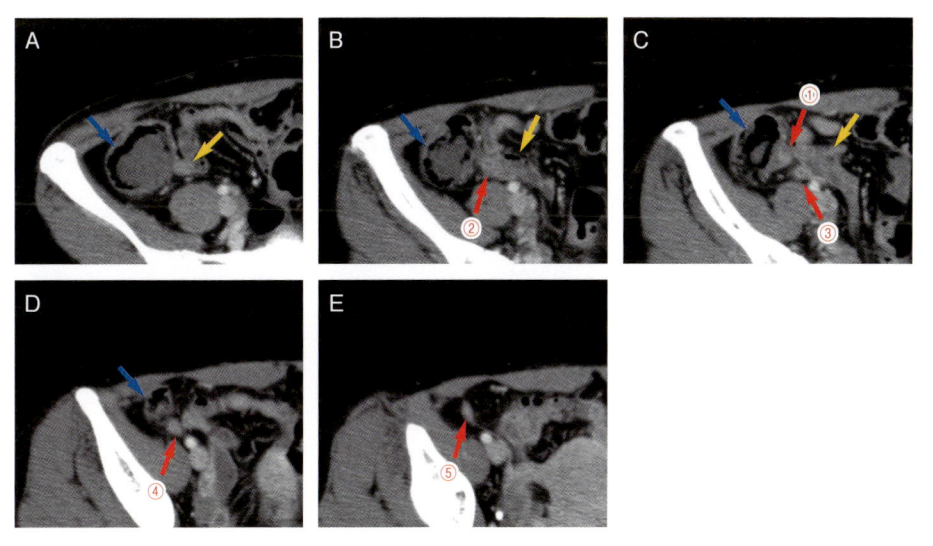

図3 造影CT
頭側から尾側に向かってA～Eの順．盲腸：▬▶，回腸末端：▬▶，虫垂：▬▶（起始部から盲端に向かって①～⑤の順）．

研修医：本症例の虫垂径は7 mmで，径だけでは正常の虫垂かどうか迷ってしまいます．でも壁の造影効果が少し目立ちますし，急性虫垂炎を疑います．

若手放射線科医：そうですね．これはカタル性ないし軽度の蜂窩織炎性虫垂炎を疑い，抗生物質投与にて保存的治療を行った症例で，その後症状は改善しています．**カタル性虫垂炎**では炎症が粘膜側に留まるため，本症例のように壁の造影効果や拡張の程度が軽度で，ときに**正常虫垂との鑑別に苦慮**します．

指導医：このようなケースでの診断のポイントとして，内腔に空気が認められないことがあげられるね．この症例のように**虫垂内腔の液体貯留が増加**している場合は，虫垂炎の可能性が高くなるね[3]．一方で虫垂に**腫大があっても空気によって拡張**しているのであれば，**虫垂炎の可能性は低くなる**んだ．

　それでは，次のこの症例はどうかな．

Lesson14　基本中の基本，急性虫垂炎をマスターする　*147*

症例❷ 31歳男性．2週間前から心窩部痛があり，徐々に右下腹部痛が出現

WBC 14,600/μL，CRP 5.34 mg/dL．

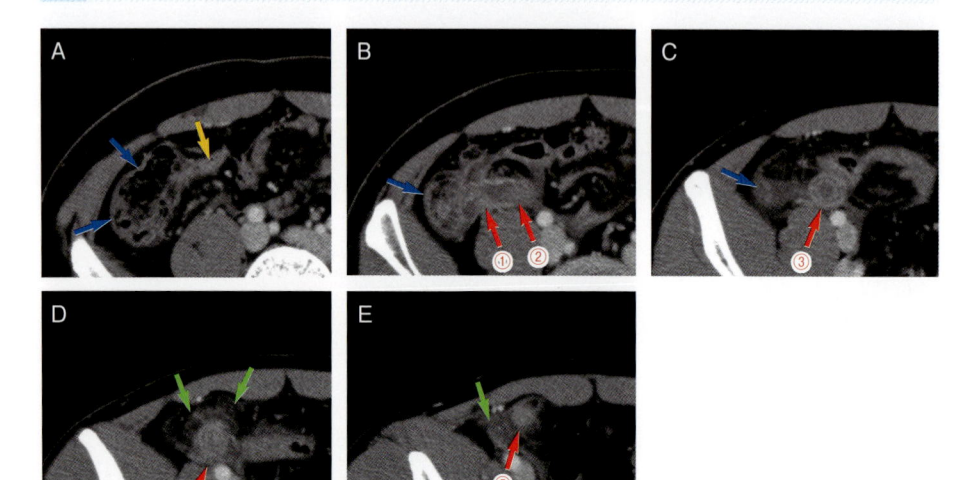

図4 造影CT
頭側から尾側に向かってA～Eの順．盲腸：▶（青），回腸末端：▶（黄），虫垂：▶（赤）（起始部から盲端に向かって①～⑤の順）．

研修医：本症例では虫垂が最大径17 mmに拡張しており，壁も最大5 mmと肥厚し，造影効果が認められます．虫垂周囲には脂肪濃度上昇（いわゆる**dirty fat sign**：▶）も伴っています．先ほど学んだ急性虫垂炎の所見が多く認められます．

若手放射線科医：本症例は手術が施行され，**蜂窩織炎性虫垂炎**でした．蜂窩織炎性では**急性虫垂炎の典型的な所見が認められ，CT診断が最もつけやすい時期**といえます．

指導医：なお，周囲脂肪織の濃度上昇は炎症性浮腫を反映した所見で，本邦ではdirty fat signと呼ばれることが多いんだけれど，欧米では**fat stranding**と呼ばれることが多いんだ[4]．それからウィンドウレベルを脂肪のCT値に近い－50程度にまで下げることで，周囲脂肪織のより微細な変化を捉えられるようになることも覚えておこう．

　じゃあ，次のこの症例はどうかな．

part. 3　腹部画像診断レッスン

症例❸　7歳男児．嘔吐と腹痛を主訴に来院

WBC 21,400/μL，CRP 0.08 mg/dL．入院し，輸液にて経過観察されていたが，翌日，症状の増悪と検査データ上もCRP 13.41 mg/dLまで上昇を認め，造影CT検査が施行された．

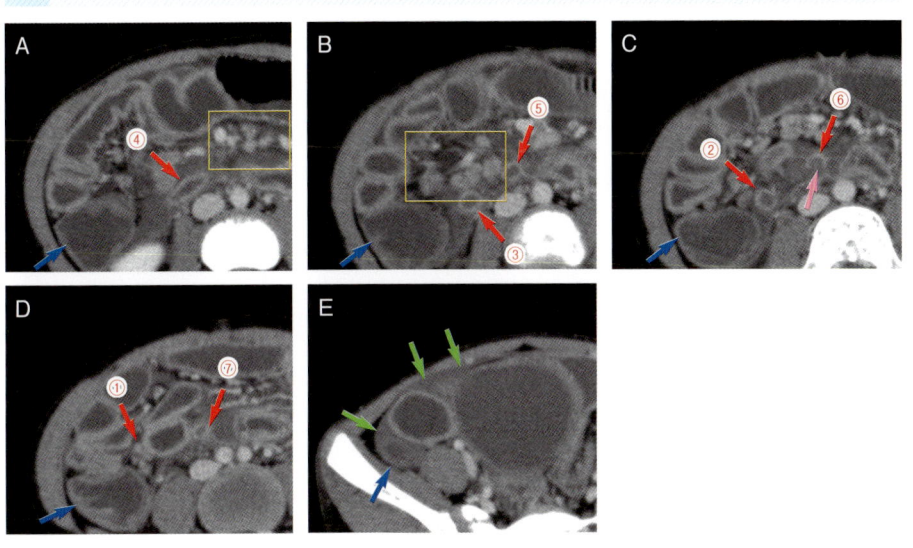

図5　造影CT
頭側から尾側に向かってA〜Eの順．上行結腸〜盲腸：➡．

研修医：本症例では腸管の液体を含んだ拡張（fluid-filled bowel）と壁肥厚が広範囲に認められ，イレウスの状態です．特に閉塞機転はなさそうで，腹水の貯留（➡）があり，腹膜炎およびそれによる麻痺性イレウスを疑いますが….

若手放射線科医：それでは虫垂はどうですか？

研修医：腸管の拡張のため，回盲部や虫垂の同定が難しいですが…．盲腸から内側へ向かう管状構造があり，盲端に終わっているようですので，これが**虫垂**を見ていると考えます（➡：起始部から盲端に向かっての①〜⑦の順）．その周囲には液体貯留やdirty fat signが特に目立ちます．あれ，よく見ると先端付近（➡⑥）の背側で造影効果がみられない部分がありますね（➡）！

若手放射線科医：この部分は壊死，穿孔を疑いますね．また回盲部から上腸間膜動静脈周囲にかけて小リンパ節が散在しており（☐），炎症による反応性のリンパ節腫大でしょう．この症例は手術が施行され，穿孔を伴う**壊疽性虫垂炎**と診断されました．腹膜炎およびイレウスも虫垂からの炎症波及によるものでした．

Lesson14　基本中の基本，急性虫垂炎をマスターする　**149**

指導医：穿孔すると内圧の上昇がおさまるため虫垂の腫大が目立たなくなり，時に**虫垂を探すことが困難**になることもあるんだ．特に症例3のように麻痺性イレウスや隣接腸管の炎症をきたすと，腫大した**虫垂と紛らわしい構造**が増えてさらに**虫垂は見つけづらくなる**ね．でも，膿瘍やイレウスがある場合，その原因として虫垂炎の穿孔を除外することは必須であるため，丹念に虫垂を探さなければならない．**正常の虫垂を全長に渡って確認**できれば，急性虫垂炎の穿孔を**除外**できるからね．これまでも述べたように下記のような場合では虫垂の炎症だとの判断が難しくなりやすい．

> ① **内側**に回腸にまとわりつくように存在する虫垂の場合（虫垂本来の**位置**の問題）
> ② 虫垂が異常に**長く**て盲端に終わる管状構造だと確認しづらい場合（虫垂の**長さ**の問題）
> ③ 炎症が虫垂**先端部**のみに**限局**しているdistal appendicitisの場合（炎症の**主座**の問題）
> ④ **穿孔**を起こして**膿瘍**を形成している場合（炎症の**程度**の問題）

　判断が難しいようなケースでは病変部のみをじっと眺めるのではなく，正常の虫垂が別にないかを探しにいくことがとっても大切だね．また特に**中高年者**の症例では"⑤**虫垂炎**が**腫瘍を合併**している可能性はないか？"を常に念頭におく必要があるね．虫垂炎は治療したけれど，その後何カ月も経ってから盲腸癌が進行してイレウスを起こして見つかったということがないようにね．

若手放射線科医：膿瘍やイレウスがある場合，それが急性虫垂炎によるものかどうかという点では，**炎症の主座が回盲部か否か**は診断のポイントの1つですね．それから特に重要となる所見が**糞石**で，膿瘍やイレウスがあるけれど何が原因かわかりにくいケースでも，回盲部に糞石を認めれば虫垂炎の可能性が高くなりますね[5]．そういう意味では，造影前の単純CTもしっかりと眺める必要があります．

指導医：その通りだね．ところで，臨床的に急性虫垂炎の鑑別として問題になる疾患にはどんなものが考えられるかな？

研修医：右下腹部痛をきたす疾患が鑑別にあがると思います．憩室炎とか腸炎，尿管結石，女性であればPID（pelvic inflammatory disease）や卵巣囊腫茎捻転などの婦人科的な急性腹症も考えられます．

指導医：そうだね．感染性腸炎については次項Lesson 15（p152），婦人科急性腹症についてはLesson 17（p167）で，これからレッスンするので，今回の急性虫垂炎と併せてよく整理しておこうね．

文 献

1) Kim, H. C., et al.：Added Diagnostic Value of Multiplanar Reformation of Multi-detector CT Data in Patients with Suspected Appendicitis. RadioGraphics, 23：394-405, 2008
2)「グレイ解剖学 原著第1版」(Drake, R. L. 他 著，塩田浩平 他 訳)，エルゼビア・ジャパン，p.282，2007
3) Moteki, T., et al.：New CT Criterion for Acute Appendicitis：Maximum Depth of Intraluminal Appendiceal Fluid. AJR, 188：1313-1318, 2007
4) Pereira, F. H., et al.：Disproportionate Fat Stranding：A Helpful CT Sign in Patients with Acute Abdominal Pain. RadioGraphics, 24：703-715, 2004
5) 左合 直：虫垂炎のピットフォールトバリエーション．画像診断，28：1236-1252，2008

part.3 **腹部**画像診断レッスン

Lesson 15 腸管壁肥厚をみたときに注目すべきは?

症例❶ 25歳男性. 発熱と下痢, 右下腹部痛を主訴に来院

下腹部全体に軽度の圧痛を認める. WBC 9,000/μL, CRP 25.9 mg/dL. 虫垂炎あるいは腸炎が疑われ, 腹部CT検査が施行された.

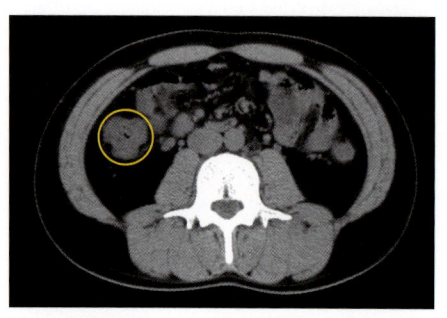

図1　腹部単純CT（下腸間膜動脈分岐レベル）

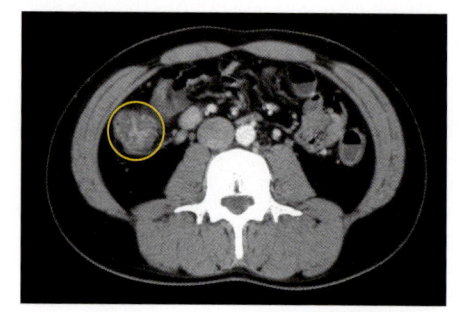

図2　腹部造影CT（下腸間膜動脈分岐レベル）

● カンファレンス

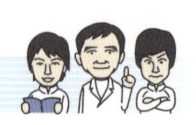

指導医：臨床症状からは感染性腸炎が疑わしいようだけれど, 所見はどうかな？ 左右差にも注目しようね.

研修医：左右差という点では, 下行結腸と比較して上行結腸壁が明らかに肥厚しています（図1, 2：○）. 腸炎を示唆する画像所見と思われます.

若手放射線科医：そうですね. 本例の上行結腸壁厚を計測すると13 mmでした. 腸管壁の厚みは蠕動により変化はするものの, その正常上限は一般に3 mmと言われていますので[1], 本例では肥厚していると言えますね. また, 造影CTで腸管壁の層構造が明瞭に描出されているのには気づきましたか？ 本例ではいわゆる "arrowhead sign" を呈しており, 炎症性疾患や虚血性疾患で認められることの多い重要な所見なので, ここで確認しておきましょう.

part. 3　腹部画像診断レッスン

ワンポイント！　腸管壁の3層構造[2]

- 腸管壁は，内腔側から順に**粘膜（粘膜上皮，粘膜固有層，粘膜筋板），粘膜下層（粘膜下組織），筋層（輪状筋，縦走筋），外膜（漿膜下層，漿膜）**で構成される（図3）．
- CTで腸管壁の個々の層を区別するのは正常状態では困難であるが，**粘膜下層が浮腫に陥る**と，拡張した血管の集まる**漿膜下層**と造影効果の強い**粘膜固有層**に挟まれた**3層構造が明瞭になる**．
- 造影効果の高い粘膜は折れ曲がって**矢頭状**（"arrowhead sign"と呼ばれる），あるいは，**同心円状**（"target sign"と呼ばれる）に見えることが多い（図4）．
- **粘膜下層**は結合組織なので，早期の腸管虚血や炎症性疾患（腸炎）において最も敏感に反応して浮腫状になる．
- 大腸癌でも腸管壁肥厚は認められるが，**大腸癌では3層構造は破壊されることが多い**．

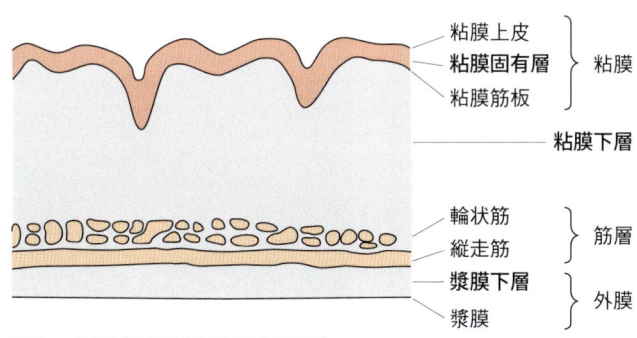

図3　浮腫性変化時の腸管壁構造
文献2より作成．

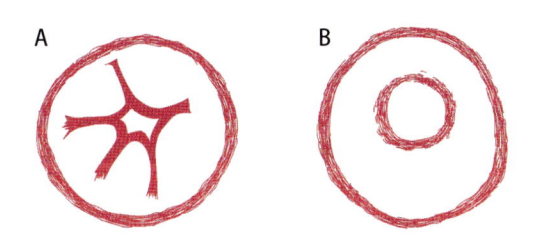

図4　3層構造を示す結腸壁肥厚（A：arrowhead sign，B：target sign）
ピンク色が造影される層を示す．文献2より作成．

Lesson15　腸管壁肥厚をみたときに注目すべきは？

指導医：腸管壁肥厚をみた場合には，その解剖学的な部位にも注目しよう．本症例では上行結腸壁の肥厚が認められるけれど，右側結腸に好発する急性細菌性腸炎としてはサルモネラやカンピロバクターが代表的だね．サルモネラやカンピロバクターによる細菌性腸炎では，両者ともに90％以上が右側結腸優位の壁肥厚を認めたとの報告もあるよ[3]．本症例では便培養検査で*Campylobacter jejuni*が検出され，カンピロバクターによる細菌性腸炎と診断できたんだ（ただし，便培養による原因菌検出率は一般に1〜6％程度であり，感染性腸炎の治療に関して便培養の有用性はあまり高くない[2]）．

若手放射線科医：病変部位が重要ということもふまえ，次の症例を見てみましょう．

症例❷ 33歳女性．基礎疾患なし．下腹部痛と下痢，血便を主訴に来院

WBC 8,000/μL，Hb 13.3 mg/dL，CRP 0.08 mg/dL．腹痛の原因精査のためCT検査が施行された．

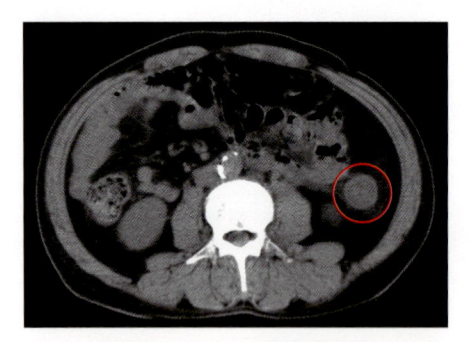

図5　腹部単純CT（下行結腸脾弯曲下レベル） 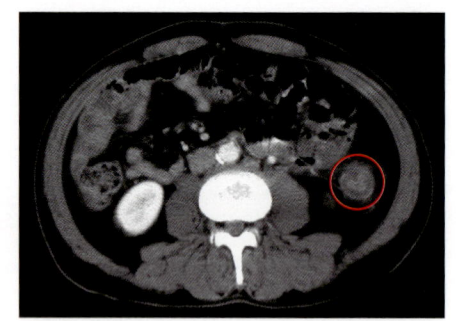　　図6　腹部造影CT（下行結腸脾弯曲下レベル）

研修医：下行結腸壁が肥厚しています（図5，6：○）．3層構造を保った浮腫性の壁肥厚で，同心円状の形態から"target sign"を呈していると思われます．罹患部位が左側結腸で，下痢や血便などの臨床症状からも虚血性腸炎を第一に疑います．

若手放射線科医：その通りですね．本症例ではCTで下行結腸〜S状結腸に浮腫性の壁肥厚が認められ，内視鏡所見や病理組織診でも虚血性腸炎と診断されました．下行結腸に限局した壁肥厚の80％以上が虚血性腸炎であったとの報告もあり[3]，部位診断のみでも診断率は高いといえますね．

表　主な腸管壁肥厚と代表的疾患

主な壁肥厚部位	代表的疾患
小腸	● アニサキス（胃十二指腸～小腸） ● 好酸球性腸炎（胃十二指腸～小腸） ● 血管炎・膠原病（SLE, 結節性多発動脈炎, 悪性関節リウマチ, Churg-Strauss症候群, Henoch-Schöenlein紫斑病など） ● MRSA腸炎（小腸～右側結腸） ● Crohn病（小腸大腸型・小腸型：70～80％, 大腸型：10～20％）
回盲部	● 腸炎ビブリオ ● エルシニア ● 白血球減少性腸炎（回腸末端～上行結腸） ● 腸結核（回盲部～右結腸, ときに小腸） ● 腸型Behçet病など
右結腸	● サルモネラ ● カンピロバクター ● 病原性大腸菌O-157腸炎（著明な壁肥厚を伴うことが多い） ● 抗生物質関連性急性出血性大腸炎など
下行結腸	● 虚血性大腸炎（横行結腸～S状結腸）など
直腸・S状結腸	● 偽膜性腸炎（直腸・S状結腸～下行結腸, 著明な壁肥厚を伴うことが多い） ● アメーバ腸炎（直腸・S状結腸や右側結腸） ● 潰瘍性大腸炎（直腸からの連続病変）など
全大腸に及ぶこ とあり	● カンピロバクター ● 偽膜性腸炎 ● 病原性大腸菌O-157腸炎 ● サルモネラ ● 虚血性腸炎など
小腸・大腸	● サイトメガロウイルス腸炎（小腸・大腸のいずれでも起きる）など

SLE：systemic lupus erythematosus（全身性エリテマトーデス）
文献3, 4より作成.

指導医：虚血性腸炎では特に部位診断率が高いけれど，それ以外の腸炎でも壁肥厚の部位や程度が診断に有効になることがあるよ．表に主な腸管壁肥厚部位と代表的疾患をまとめたので参考にしよう．また，壁肥厚の程度が著明な例として偽膜性腸炎の症例も提示したのであわせて確認しておこう（図7）．

症例❸ 偽膜性腸炎の症例

直腸壁が高度に肥厚している（図7：◯）．偽膜性腸炎の壁肥厚は高度であることが多く，結節状に肥厚した壁がアコーディオンのように認められる"accordion sign"を呈することが知られている（ただし偽膜性腸炎に特異的な所見ではなく，高度の浮腫や炎症を呈したその他の腸炎でも認められる[5]）．

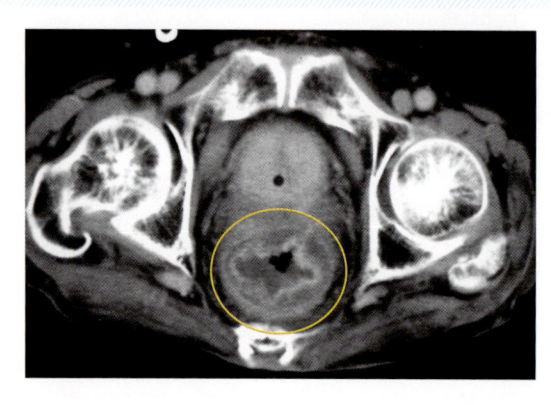

図7　腹部造影CT（直腸レベル）

研修医：なるほど．一口に腸炎といってもさまざまな疾患があるのですね．その原因としてアレルギーや膠原病などもあって，その際は治療方針が感染性腸炎とはまったく異なるでしょうから，CTで罹患部位を意識することも大切ですね．

指導医：そうだね．そして上記の腸炎以外にも，腸管壁肥厚を呈する疾患として悪性腫瘍などの重要疾患があることも忘れないでね．また，CTは確かに腸炎の鑑別には有効なのだけれど，臨床症状や食事歴などから感染性腸炎の原因が明らかな場合は，X線被曝の観点からもCTを施行する必要性は高くない点に注意しようね．臨床症状から腸炎が疑われるけどその原因がわからない場合や，腹痛が局所的で下痢が目立たず，虫垂炎や憩室炎などのほかの急性腹症との鑑別が困難な場合など，症例を選んでCTをオーダーしよう．ちなみに，虫垂炎や憩室炎などでも腸管壁の浮腫性肥厚が認められることがあるけれど，炎症所見を呈した虫垂や憩室が近傍に認められることが鑑別点になるね[6]．

　これからも腸炎を疑ったら症例を選んでCT撮影を行い，腸管壁肥厚が認められた場合には，その範囲や部位，壁肥厚の程度，3層構造の有無などに留意して読影しようね．

文　献

1) Macari, M., et al. : CT of bowel wall thickening : Significance and pitfalls of interpretation. AJR, 176 : 1105-1116, 2001
2) 「ここまでわかる急性腹症のCT　第2版」（荒木　力 著），pp.68-93，メディカル・サイエンス・インターナショナル，2009
3) 三品淳資：腸炎の救急CT診断．画像診断，27：880-893，2007
4) 「マルチスライスCTによる腹部救急疾患の画像診断」（坂本　力 他 編著），pp.87-91，秀潤社，2007
5) Macari, M., et al. : The accordion sign at CT : a nonspecific finding in patients with colonic edema. Radiology, 211 : 743-746, 1999
6) Horton, K. M., et al. : CT evaluation of the colon : inflammatory disease. Radiopraphics, 20 : 399-418, 2000

もっと勉強したい人のために

- Macari, M., et al. : CT of bowel wall thickening: Significance and pitfalls of interpretation. AJR, 176 : 1105-1116, 2001（文献1と同じ）
  ↑腸管壁肥厚にもさまざまなタイプがあり，疾患の鑑別に有効であることがわかる．
- Turner, D. R., et al. : Unusual causes of colonic wall thickening on computed tomography. Clin Radiol, 58 : 191-200, 2003
  ↑比較的稀な腸炎の症例が複数掲載されており，一度見ておくとよい．

part.3 **腹部**画像診断レッスン

Lesson 16 イレウス読影のコツ
~こんなイレウスには気をつけよう!!~

症例 1　75歳男性．腹部膨満感と腹痛，嘔吐を主訴に来院

WBC 12,600/μL，CRP 0.57 mg/dL．19年前にS状結腸癌の手術歴あり．腹部単純X線写真でイレウスが疑われ，腹部CT検査が施行された．

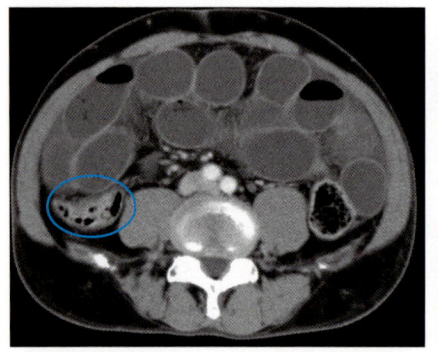

図1　造影CT（大動脈分岐下レベル） 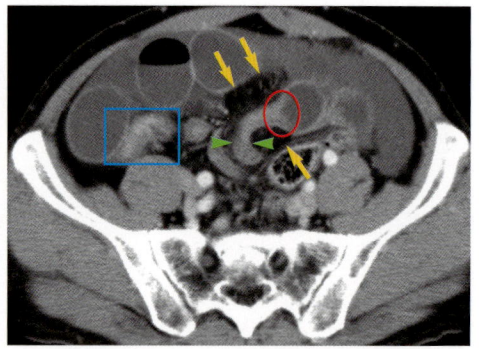　　図2　造影CT（小骨盤入口部レベル）

● カンファレンス

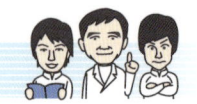

指導医：さて，最初の症例だけれど所見はどうかな？

研修医：はい．内部に液体成分を含んで拡張した小腸が連続性に認められます．イレウスの所見と考えられます．

若手放射線科医：そうですね．まず最初にイレウスについて確認しておくと，イレウスとは「腸管内容の肛門側への輸送が障害されることによって生じる病態」[1]のことをいい，その分類は一般的には表のようになっていますね．

指導医：そうだね．表を少し解説すると，物理的（≒機械的）に腸管が閉塞しているのがⅠの**機械的（閉塞性）**イレウスで，物理的な閉塞はないのだけれども腸管

part. 3 腹部画像診断レッスン

表 イレウスの分類

Ⅰ．機械的イレウス（mechanical ileus）
1）**単純性閉塞性イレウス（simple obstructive ileus）**…血流障害を伴わない 　a）腸管壁の器質的変化…腸管の先天奇形（膜による閉鎖など），腫瘍，瘢痕 　b）腸管壁外からの圧迫，牽引…腸管外の腫瘍，腹膜癒着など 　c）腸管内腔の狭窄閉塞…結石（胆石や胃石によるイレウス），寄生虫，誤飲した異物など
2）**複雑性閉塞性イレウス（complex obstructive ileus）**…血流障害を伴う 　＝絞扼性イレウス（strangulation ileus） 　a）腸ループの絞扼…先天性あるいは術後の索状物など 　b）軸捻転…中腸・結腸軸捻症，癒着性軸捻症 　c）腸重積…ただし軽症の場合は単純性イレウスのこともある 　d）ヘルニア嵌頓…内ヘルニアおよび外ヘルニア 　e）結節形成…回腸S状結腸結節形成症（回腸とS状結腸が絡み合い結節を形成）など
Ⅱ．機能的イレウス　（functional ileus）
1）麻痺性イレウス（paralytic ileus）…腹膜炎，急性膵炎，脊髄損傷など
2）痙攣性イレウス（spastic ileus）…鉛中毒，ヒステリーなど（いずれも稀）
〔3）腸管虚血（intestinal ischemia）…腸管の虚血により蠕動が障害されるもので，広義には麻痺性イレウスに属する〕

文献2より作成．

の蠕動運動が障害されて腸内容が前に進めない状態がⅡの**機能的**イレウスということになるね．

　機械的（閉塞性）イレウスは血流障害を伴わない**単純性**と血流障害を伴う**複雑性**とに分類される．複雑性は**絞扼性（strangulation）**ともいい，複雑性（絞扼性）イレウスの場合は手術などの適切な処置が行われないと腸管壁の壊死→穿孔→穿孔性腹膜炎→敗血症と進行し，生命の危険にさらされるため，単純性か複雑性かを見分けることは重要だよ．

　それぞれの疾患は**表**のように一応は分類されるのだけれども，これはあくまで便宜上の分類で，例えば1）-b）に属している腹膜癒着によるイレウスも重症になると絞扼性になるし，逆に2）の複雑性に分類されている疾患も（例えば腸重積などは）軽症のときには血流障害を伴わないこともある．すなわち**表**の分類は絶対的ではないのだけれど，"どういうイレウスになりやすいか？"ということで診断上の目安にすることは重要だね．

　さて，ざっとイレウスの分類を確認したところで次は実際の読影に入ろう．イレウスのCT読影では以下の点に注目しよう．特に，⑥の"絞扼の有無"は前述したように非常に大事だよ．

① イレウスかどうか？
② 機械的（閉塞性）か，それとも機能的（麻痺性）イレウスか？
③ 閉塞部位はどこか？
④ 完全閉塞か，それとも不完全閉塞か？
⑤ 閉塞原因は何か？
⑥ 単純性か絞扼性か？

指導医：以下，①から⑥までの所見を順にチェックしていこうね．

若手放射線科医：ええ，今回の症例1でまずは"①イレウスかどうか？"という点を確認しましょう．イレウスの診断上，最も重要かつ基本的な所見は**腸管の拡張の有無**で，CT上での診断では小腸径**2.5 cm以上**が拡張の基準とされています[3]．症例1では2.5 cm以上の小腸の拡張が連続性に認められるのでイレウスといえますね．

研修医：次は"②機械的（閉塞性）か，それとも機能的（麻痺性）イレウスか？"という点ですね．どうやって確認すればいいのだろう…．

指導医：連続性に拡張した腸管が閉塞部位を境（transition zone）に虚脱している腸管と明確に区別できる場合，**機械的腸閉塞**である[4]と考えられるね．これは"③閉塞部位はどこか？"という点にも繋がるね．閉塞部位が確認できずに腸管が全体に拡張している場合や，拡張が大腸や小腸に非連続性に認められる場合などでは麻痺性イレウスが示唆されるよ．

研修医：症例1では骨盤レベルで拡張した小腸から虚脱した小腸へのtransition zoneが認められます（図2○）！したがって機械的（閉塞性）イレウスと考えられ，また同部が閉塞部位と考えられます．

若手放射線科医：その通りですね．症例1では閉塞部位の同定は比較的容易と思われますが，実際には困難な症例も少なくないので，その場合でも診断に迷わないように大まかに閉塞部位を同定する手順を覚えておきましょう．

ワンポイント！ 閉塞部同定手順

Step1. 大腸の拡張の有無を確認する

上行結腸，下行結腸，直腸は通常では後腹膜に固定されており，同定が容易である．上行結腸と下行結腸は腹腔の最も外側かつ背側に認められる．また，大腸径が**6 cm以上**であれば拡張していると報告されている[4]．もし大腸（特に上行結腸）に拡張がなければ，小腸の閉塞であると考えられる．

Step2. 拡張している腸管を同定する

胃，十二指腸，上行結腸，下行結腸，直腸は通常では定位置にあるので，これ

らとの連続性から腸管を同定していく．十二指腸水平脚は，大動脈と上腸間膜動静脈の間を通過する．結腸にはハウストラがあり，小腸では近位ほどKerckring皺壁が目立つことが腸管同定の参考になる．確実に拡張している部位と拡張していない部位を認識できれば，閉塞部位は（完全にはわからなくても）狭い範囲に絞り込むことができる．

Step3．腸管近くの脂肪織濃度上昇や腹水に気をつける

非特異的な所見ではあるが，閉塞部周囲に限局性に脂肪織濃度上昇や腹水が認められることがあり同定の手掛かりになる．

研修医：なるほど．症例1でも拡張していない上行結腸（図1○）や遠位回腸（図2□）が確認できるので，少なくともそれより口側で閉塞していることがわかるのですね．

指導医：その通りだね．次は"④完全閉塞か不完全閉塞か？"という点に注目してみよう．**閉塞部より肛門側の腸管が完全に虚脱していれば完全閉塞，ある程度ガスと液体が残存していれば不完全閉塞**の可能性が高いといえるね[5]．症例1では閉塞部より遠位の腸管はほぼ完全に虚脱しているので（図2▶），完全閉塞の可能性が高いと考えられるね．

若手放射線科医：次は"⑤閉塞原因は何か？"という点ですね．まずはその予備知識として，**最も多い閉塞原因は癒着（60.8％）**であり，新生物（10.0％），外ヘルニア嵌頓（4.7％）と続く[6]ことを確認しておきましょう．また，**手術歴がなくても癒着が原因となることがある**（3.8％）[6]ことも覚えておきましょう．

　実際の読影では，最も頻度の高い**癒着やバンド自体は，CTでは確認困難**なことが多く，まずは腫瘍，腸重積，膿瘍，異物，内・外ヘルニアなどの病変の有無を確認しましょう．これらの所見が認められない場合，癒着/バンドによる閉塞の可能性が高くなります．

研修医：症例1では腫瘍などの明らかに確認できるような閉塞原因は指摘できず，手術の既往からも癒着性イレウスが最も疑われます．

指導医：そうだね．症例1では狭窄部を取り囲むように軟部組織濃度の索状構造が認められ（図2⇨），バンドをみている可能性があるね．

若手放射線科医：最後は最も大事な"⑥単純性か絞扼性か？"という点ですね．実は症例1では絞扼性を示唆する所見に乏しく単純性イレウスが疑われ，実際にも保存的治療で軽快したので，絞扼性イレウスについては次の症例2以降で確認していきましょう．ちなみに，一般的には**48時間保存的に治療して改善がなければ，手術適応である**と報告されている[7,8]ことも覚えておきましょう．

症例 2　41歳女性．腹痛と嘔吐を主訴に来院

WBC 13,100/μL，CRP 6.41 mg/dL．1年前に子宮体癌にて手術歴あり．腹部単純X線写真でイレウスが疑われ，ヨード性造影剤のアレルギーがあるため単純CTのみが撮影された．

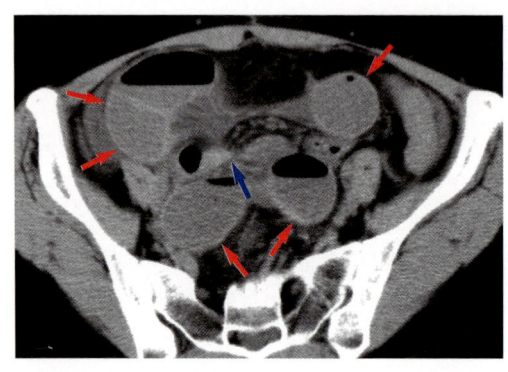

図3　単純CT横断像（小骨盤入口部レベル）

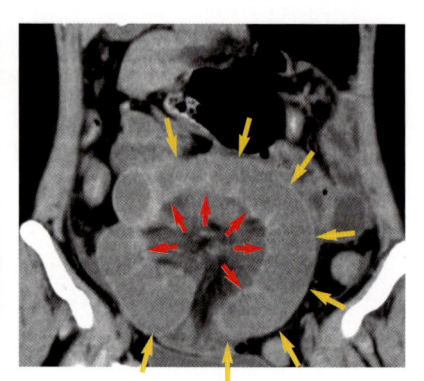

図4　単純CT冠状断MPR像

指導医：さて，所見はどうかな？

研修医：小腸が連続性に拡張しておりイレウスの所見です．また必ずしも同定が容易とはいえませんが，骨盤内で拡張した小腸と虚脱した小腸の境があるようで（図3 ➡），閉塞性イレウスと考えられます．同部が閉塞部位と推察されますが，その遠位腸管はほぼ完全に虚脱しているので完全閉塞と思われます．腫瘍などの明らかな閉塞原因は指摘できず，手術歴からも癒着/バンドによるイレウスが疑われます．

指導医：うん，よく読影できているね．ただ症例2にはもう1つ重要な所見があって，先程の"⑥単純性か絞扼性か？"という点にも関連しているのだけれど，この症例はいわゆる"closed loop"の像を呈しているね．

研修医："closed loop"？

指導医：closed loopとは図5のように腸管のループが近接する2点以上で締めつけられている状態をさす用語だよ．索状物（癒着/バンド）による狭窄/閉塞が最も頻度が高いのだけれど，それ以外にも内ヘルニア，外ヘルニアや捻転，結節形成などでも認められることがあるね．CT上は**液体で満たされた小腸ループ**がU字型（あるいはC字型）に広がって認められ，**閉塞部に向けて収斂する放射状の腸間膜血管**が確認できるよ．狭窄部では灌流する血管が絞扼されるため，closed loopは壊死に陥りやすいんだ．

part. 3　腹部画像診断レッスン

図5　癒着性索状物によるclosed loop
文献2より引用.

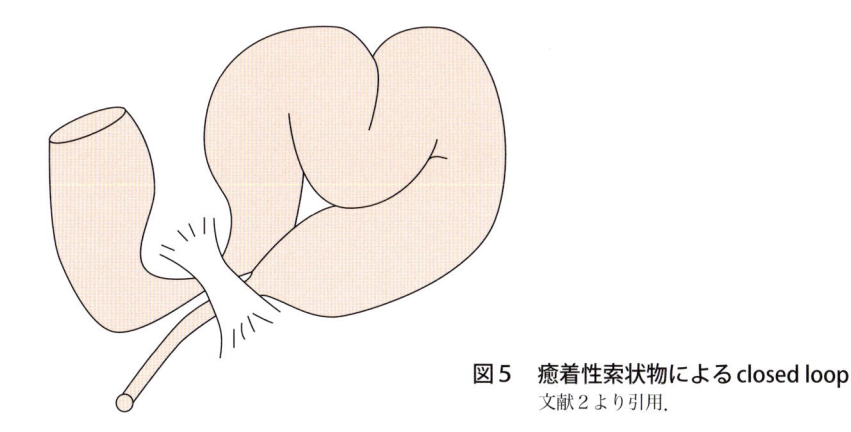

若手放射線科医：症例2でもC字型に広がる小腸のループが確認され（図4 ➡），狭窄/閉塞部位が2箇所以上あったことが示唆されますね．"**イレウスは閉塞部位が1カ所とは限らない**"ということを頭に入れておきましょう．

指導医："closed loopは絞扼を起こしやすい"ということがわかったところで，症例2で実際に絞扼（腸管虚血）を示唆する所見があるかどうかを確認しよう．まずは腸管壁の濃度に注目してみようね．

研修医：うーん．あれ？　この症例は単純CTでしたよね．拡張した腸管壁が造影されているかのように，高濃度になっていますね（図3，4 ➡）．

指導医：よく気がついたね！　それがまさに腸管虚血を示唆する所見なのだよ！　"**単純CTで高吸収の腸管壁**"は静脈の灌流障害によるうっ血/出血を反映した所見と考えられているんだ．腹部CTの読影では，つい造影CT所見だけに目がいきがちだけれど，単純CTでの濃度をチェックするというのがポイントといえるね．それでは絞扼性イレウス（腸管虚血）のCT所見について以下にまとめたので参照しよう．

ワンポイント！　絞扼性イレウス（腸管虚血）のCT所見 [2, 9]

① **腸管壁内ガスおよび門脈内ガス**：腸管壁内ガスは，腸管粘膜の損傷に内圧上昇が加わり生じると考えられており，線状～全周性の壁内ガス像が認められることが多い（図6 ○）．これらのガスが門脈系に移行することで門脈内ガスが生じると考えられている[10]．

② **造影CTで腸管が造影効果を示さないか，きわめて弱い**：腸管虚血を反映した所見．正常腸管と比較するとより明らかである（図6，7 ➡）．

③ **腸管の不整な嘴状化（serrated beak sign）**：癒着/バンドなどで閉塞してい

る部分の腸管が鳥の嘴（くちばし）状にみえる所見（serrated beakを直訳すると，"鋸歯状の嘴"である）．単にbeak signとも呼ぶ．

④ **単純CTで高吸収の腸管壁**：静脈の灌流障害による腸管壁のうっ血／出血を反映．
⑤ **大量腹水**：内圧の亢進により腸管からの静脈灌流が阻害された結果，多量の腹水として漏出する．
⑥ **腸間膜血管の異常走行（特に"whirl sign"）**：捻転により腸管や腸間膜の血管が渦巻き状にみえる所見（図7〇）．
⑦ **腸間膜血管のびまん性拡張**：うっ血を反映．
⑧ **局所的な腸管壁の造影効果持続**：静脈灌流の阻害を反映．
⑨ **腸管壁肥厚（target sign）**：うっ血により腸管の**粘膜下層**が浮腫に陥ると，拡張した血管の集まる**漿膜下層**と造影効果の強い**粘膜固有層**に挟まれた**同心円状**の**3層構造**となる（Lesson15, p153参照）．

・特に①〜③は特異度が高く，機械的イレウスで①〜③のうち1つでも認められれば，絞扼性イレウスとしてよい[2]．
・上記①〜⑨の所見のうち2つ以上が陽性であれば，絞扼性イレウスと診断して一例も見逃さなかったとの報告もある[11, 12]．

参考症例 A　69歳女性．腹痛と嘔吐を主訴に来院

WBC 4,500/μL, CRP 10.85 mg/dL．幼少時に虫垂切除術の既往あり．イレウスが疑われ腹部CT検査が施行された．
右側の小腸（➡）が左側の小腸（➡）に比べて明らかに造影効果が低下している．また，腸管壁内ガス（〇）も認められる．
手術では虫垂切除部と大網の間に癒着による索状物を認め，小腸がclosed loopを形成していた．ループ部の腸管は壊死していた．

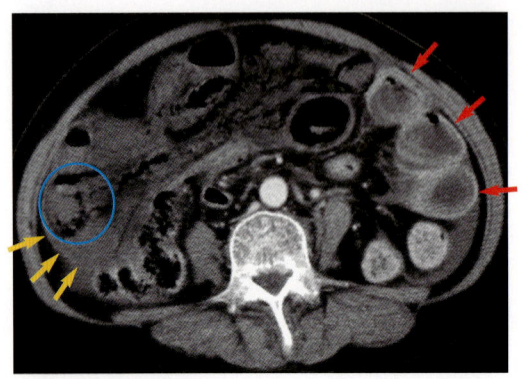

図6　腹部造影CT（腎下極よりやや尾側レベル）

part. 3 腹部画像診断レッスン

参考症例 B　86歳女性．腹痛を主訴に来院

WBC 7,400/μL，CRP 0.11 mg/dL．イレウスが疑われて，腹部CT検査が施行された．
SMA（superior mesenteric artery：上腸間膜動脈）とSMV（superior mesenteric vein：上腸間膜静脈）の位置が時計回りに回転すると同時に，腸管や腸間膜がこれらの血管を軸として渦巻いており（○），いわゆるwhirl signを呈している．また，腸管壁の造影効果も不良である（→）．
手術では空腸壁と回腸腸間膜によるバンドと壊死腸管を認めた．

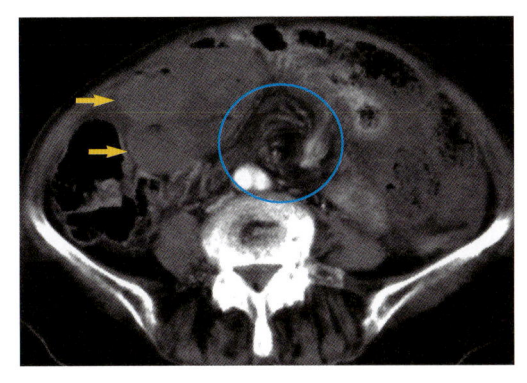

図7　腹部CT（骨盤入口部レベル）

研修医：うーん．なかなか難しそうですけれど，絞扼性かどうかの鑑別は非常に大事なんですよね．

指導医：そうだね．絞扼性イレウスは死亡率も高く（21.2％）[13]，早期に診断し手術にもっていくことが診療した医師の責務といえるね．また最初は単純性イレウスの像を呈していても，途中から絞扼性に移行することも珍しくないので，十分な注意が必要だよ．すぐに全部の所見をマスターするのは難しいけれど，イレウスは日常診療でも頻繁に遭遇する重要疾患なので，その都度前述の所見を確認する癖をつけていこうね．

文　献

1）四方順一 他：イレウス（総論）．「腹壁・腹膜・イレウスの外科Ⅱ，新外科学大系25B」，pp.205-258，中山書店，1990
2）「ここまでわかる急性腹症のCT 第2版」（荒木 力 著），pp.146-217，メディカル・サイエンス・インターナショナル，2009
3）Fukuya, T., et al.：CT diagnosis of small-bowel obstructions; Efficacy in 60 patients. AJR, 158：765-659, 1992

Lesson16　イレウス読影のコツ

4) Gazelle, G. S., et al. : Efficacy of CT in distinguishing small-bowel obstruction from other causes of small-bowel dilatation. AJR, 162 : 43-47, 1994
5) Balthazar, E. J. & George, W. : Holms lecture. CT of small-bowel obstruction. AJR, 162 : 255-261, 1994
6) Shikata, J., et al. : Nationwide investigations of intestinal obstruction in Japan. Jpn J Surg, 20 : 660-664, 1990
7) Sosa, J. & Gardner, B. : Management of patients diagnosed as acute intestinal obstruction secondary to adhesions. Am Surg, 59 : 125-128, 1993
8) Cox, M. R., et al. : The safety and duration of non-operative treatment for adhesive small bowel obstruction. Aust N Z J Surg, 63 : 367-371, 1993
9)「急性腹症のCT」(堀川義文 他 著), pp.106-133, へるす出版, 1998
10) Brandt, L. J. & Simon, D. M. : Pneumatosis cystoides intestinalis. In; Bockus's Gastroenterology, 5th Ed, WB Saunders, 1685-1693, 1995
11) Frager, D., et al. : Detection of intestinal ischemia in patients with acute small-bowel obstruction due to adhesions or hernia; Efficacy of CT. AJR, 166 : 67-71, 1996
12) Frager, D. & Bear, J. W. : Role of CT in evaluating patients with small-bowel obstruction. Semin Ultrasound CT MRI, 16 : 127-140, 1995
13) 齊藤人志 他：絞扼性イレウス症例の検討. 日腹救医会誌, 15：533-541, 1995

part.3 腹部 画像診断レッスン

Lesson 17 婦人科急性腹症の読影ポイント

指導医：最終Lessonは婦人科の急性腹症だね．婦人科領域のCTは読みなれていない人も多いと思うので，最初に婦人科CTの基本的な読影法を確認しておこう．

ワンポイント！ 婦人科CT読影の基本〜orientationのつけ方〜[1]

① **腟と子宮頸部を同定する**
  腟と子宮頸部は通常はほぼ一定の位置にあるのでまずは腟を同定し，続いてそこから連続する子宮頸部を確認する．

② **子宮を同定する**
  年齢にもよるが子宮は造影CTで比較的強く造影されることが多いので，その同定には造影CTが有効である．膀胱の充満度を考慮しながら，子宮頸部から連続する子宮を前屈，後屈しているのかを判断しながら追う．造影CTでは筋層は高吸収構造（図1 ➡）として，内膜部は月経周期にもよるが軽度低吸収構造（図1 ○）として認識できることが多い．

③ **卵巣を同定する**
  子宮近傍の左右に位置する囊胞状構造が卵巣である（図1 ➡）．造影CTでは卵胞の辺縁部が造影されるため，同定は造影CTでより容易である．一般には周囲腸管との連続性がない点から腸管と区別するが，実際には同定困難な例もあり，特に初潮前や閉経後では卵巣が同定困難なことも多い．

④ **その他注意点**
  ・月経周期によって卵巣の状態や大きさが変化する．生殖可能年齢女性の卵巣に単房性囊胞をみた場合，3cmまでは病的とは言い難く，壁が薄く充実成分がなければ5〜6cmまでのサイズであれば一般には**機能性囊胞**が疑わしい[2]．機能性囊胞であれば通常は2カ月を目安に消退または縮小することが多い[2]．また，通常では卵巣内部は水と同程度の吸収値を呈している．
  ・卵管は通常では確認できないことが多い
  ・生殖可能年齢の女性であれば，**少量の腹水は生理的に存在**しうる．

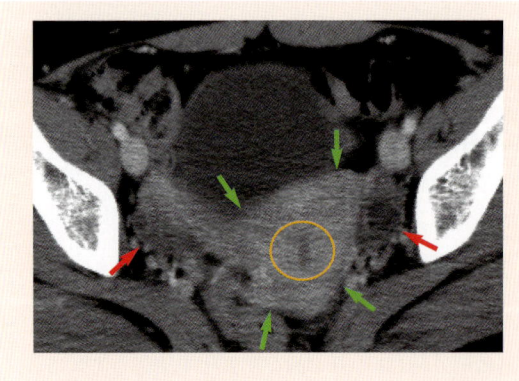

図1　骨盤部造影CT（正常例）

指導医：以上をふまえたうえで，実際の症例をみていこう．

症例 1　20歳代女性．3時間前からの突然の下腹部痛を主訴に来院

筋性防御（－）．WBC 10,900/μL，CRP 0.10 mg/dL．最終月経は3週間前から5日間．妊娠反応（－）．腹痛の原因精査目的に腹部CTが撮影された．

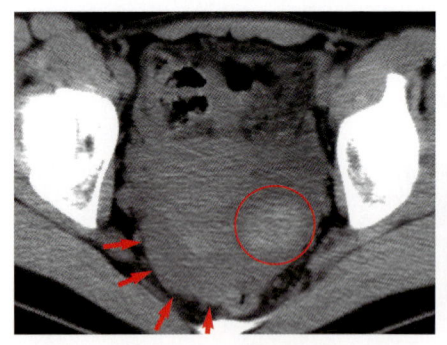

図2　単純CT（大腿骨頭上縁レベル） 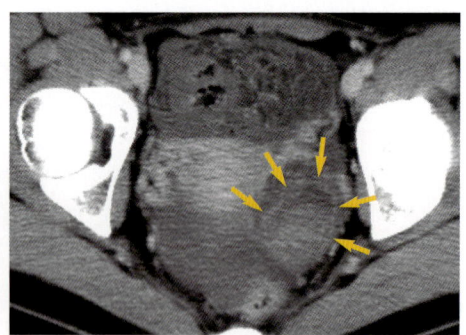　　図3　造影CT（大腿骨頭上縁レベル）

● カンファレンス

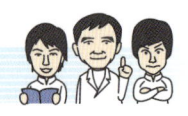

指導医：若年女性の腹痛ですね．さて所見はどうかな？
研修医：子宮と考えられる比較的強く造影される構造の左側に，類円形のやや境界不明瞭な高吸収構造を認めます（図2〇）．その周囲には造影効果をもった被膜状

168　画像診断に絶対強くなるワンポイントレッスン

構造を伴っています（図3 ➡）．卵巣のようですが，正常に比べてサイズが大きく吸収値が高いような気がしますが…．

若手放射線科医：その通りですね．部位や被膜状の構造などから卵巣由来の腫瘍性病変が疑われますね．内部に単純CTでの高吸収成分を伴っている点からは出血性変化が疑われ（図2○），よくみるとダグラス窩の腹水の吸収値もやや高いようですね（図2 ➡）．本症例は妊娠反応が陰性であり（すなわち子宮外妊娠が考えにくく），また被膜状構造は背側で一部連続性が不明瞭になっている点を考慮すると，卵巣出血や内膜症性嚢胞の破裂が可能性としてあげられますね．

指導医：そうだね．本症例では内膜症を疑うような既往がなく，保存的治療で軽快しその後の経過観察でも子宮・卵巣に異常を認めなかったことから卵巣出血であったと考えられるね．ところで，妊娠反応が陰性であったため鑑別にはあげなかったようだけれど，画像診断上は卵巣出血と子宮外妊娠の鑑別は難しいことも多いね．卵巣嚢腫の破裂も含めて，これらの画像所見を以下に確認しておこう．

ワンポイント！ 卵巣出血 (ovarian hemorrhage) [2〜4]

- 卵巣出血は**外傷**や人工生殖時の**採卵**などの際に生じる**外因性**出血と，特に外的な原因がない**内因性**（出血性素因など）や**特発性**に分類される．外的な原因がない場合，ほとんどは**卵胞**あるいは**黄体**からの出血で，なかでも**黄体からの出血が多い**（70〜80％）．排卵時の卵胞あるいはその後の黄体から出血するため，**月経周期の中期から後半（排卵および黄体期）に多い**．また，性交渉などを誘因とする発症も多いとされるが，その際は病歴聴取が困難なことも少なくない．ただし最近は抗凝固療法の普及に伴い，中年から更年期の卵巣出血も増加してきている[5]．

- 出血が卵巣内にとどまる場合（**卵巣内出血**）と腹膜腔に破裂する場合（**腹膜腔出血**）とがある．卵巣内出血では下腹部痛のみのことが多い．**腹膜腔出血**の場合は子宮外妊娠の際の卵管破裂と類似の症状を呈し，激痛と腹膜刺激症状を伴い臨床的に両者の鑑別は困難ともされている．また，正常妊娠に合併した妊娠黄体出血の可能性にも注意が必要．

- 単純CTでは，嚢胞周囲を中心に血性腹水を示す高濃度液体が貯留し，その内部に相対的に低濃度を示す卵巣を認めることもあるが，卵巣自体が血腫で占められている場合は血性腹水よりも高濃度となる．造影CTでは一般に**黄体嚢胞壁は著明な造影効果**を呈し，**嚢胞自体は緊満性が低下し虚脱した形状**を示すこともある．

ワンポイント！ 子宮外妊娠 (ectopic pregnancy)[3, 4]

- 受精卵が子宮腔以外に着床する妊娠の総称で，**全妊娠の0.5～1％**の頻度で発生する．体外受精・胚移植 (*in vitro* fertilization and embryo transfer：IVF-ET) などの普及により近年発生頻度が増加しており，クラミジアなどの性感染症も原因となりうる．
- 発生部位により卵管妊娠，腹膜妊娠，卵巣妊娠，頸管妊娠などに分けられるが**95％は卵管妊娠**[6]で，卵管膨大部妊娠が70～80％，卵管峡部妊娠が10～25％，卵管間質部妊娠が2～5％とされている[7]．
- 主なCT所見としては，**血性腹水および卵管留血腫，卵管周囲血腫**などがあげられる．**卵管流産**では，**単純CT**にて卵管内の**血腫が高吸収構造**として認識され，**造影すると絨毛組織を伴った卵管壁が濃染する**（一般に正常な卵管の造影効果は低い）．**腹腔内出血が多い場合には卵管妊娠の破裂**を考えるべきである．
- **子宮外妊娠 vs 卵巣出血**：**濃染される絨毛組織／胎嚢**を示唆する所見が得られれば，**子宮外妊娠**である可能性が高い．また**子宮外妊娠では**妊娠に伴うホルモン変化のため**子宮自体がやや大きく内膜が厚い**こともあるが，これらの所見が確認できず卵巣出血との鑑別が困難な場合も多い．もちろん妊娠反応の有無が鑑別には有用であるが，妊娠早期の卵巣出血（妊娠黄体からの出血）の場合には妊娠反応が陽性になることがあり，妊娠反応が陽性であれば必ずしも子宮外妊娠であるとは断定できない点にも注意が必要である．

ワンポイント！ 卵巣嚢腫破裂 (rupture of ovarian cyst)[3, 4]

- 卵巣の嚢胞性腫瘤が，種々の原因（捻転，感染や腫瘤の急速な増大による内圧上昇，外傷，分娩などによる外部からの圧迫など）により腫瘤の破裂をきたす病態である．**成熟嚢胞性奇形腫や内膜症性嚢胞での破裂の頻度が高い**．
- **成熟嚢胞性奇形腫は脂肪成分を含み，内膜症性嚢胞は古い血液成分を含む**ため，腹膜炎に破裂すると**化学性腹膜炎**を生じる．腹膜炎は**癒着性イレウスや不妊の原因となりうる**ため，早期の腹腔内洗浄が必要となる．
- 画像所見では嚢胞性腫瘤の破裂により**壁の緊満感が欠如し，表面のたるみや凹み**を生じる．**壁の断裂，菲薄化**を認めることもある．成熟嚢胞性奇形腫の場合は腹腔内で**脂肪成分が腹水との間で液面像を形成する**のが特徴で，内膜症性嚢胞の場合は漏出した血液成分がCTでは高吸収，**MRIではT1強調画像で脂肪抑制を受けない高信号として描出される**のが特徴である（ただし，卵巣出血でも類似の所見がみられることがあり，内膜症性嚢胞破裂との鑑別が困難なことも少なくない）．

part. 3 腹部画像診断レッスン

症例❷ 20歳代女性．主訴は腹痛．妊娠反応（＋）

骨盤内に認められる腹水はCT値が35前後と高く，血性腹水を示唆している．さらに血性腹水に接してより高吸収の構造（CT値70前後）が広がっており（図4→）血腫の所見である．右付属器領域には血液の混ざった胎嚢と思われる低吸収構造（図4○）があり，造影CTではその周囲に絨毛組織を伴った卵管壁と考えられる濃染構造（図5○）を認め，同部からの出血が疑われる．手術で右卵管膨大部妊娠の破裂が確認された．

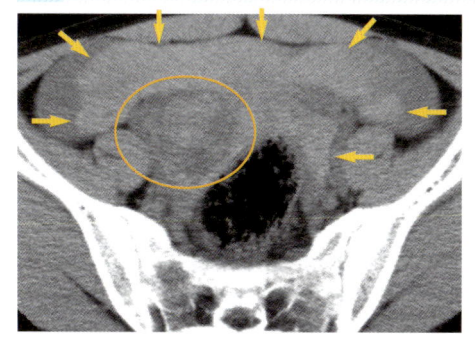

図4　単純CT（小骨盤入口部レベル）

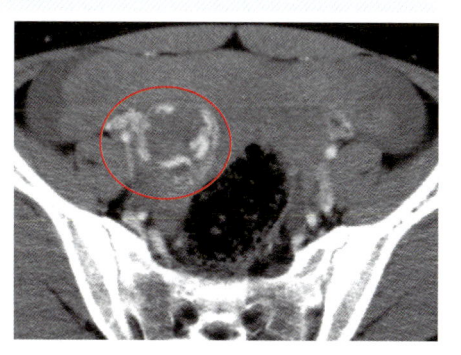

図5　造影CT（小骨盤入口部レベル）

症例❸ 20歳代女性．性交渉後より出現した腹痛を主訴に来院．妊娠反応（－）

造影CTにて左付属器領域に卵巣由来と思われる腫瘤性病変を認め，その背側にはやや高吸収な部分を伴っている（図6→）．ダグラス窩の腹水貯留と造影効果を有する腹膜肥厚を認め（図6→），腹膜炎が示唆される．MRIでは腫瘤内部は脂肪抑制を受けないT1強調高信号構造で占められ（図7○），内膜症性嚢胞が示唆される．腫瘤はやや緊満感を欠いてみえる．手術にて内膜症性嚢胞の破裂が確認された．

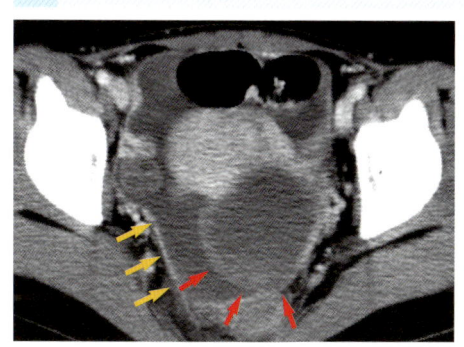

図6　造影CT（子宮体部レベル）

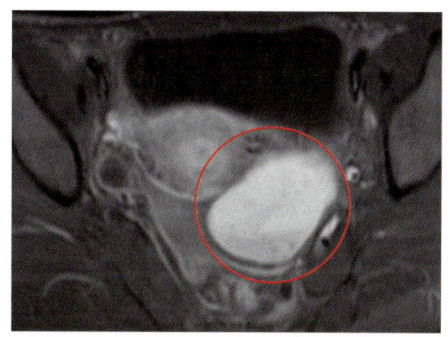

図7　脂肪抑制T1強調Gd造影像（子宮体部レベル）

Lesson17　婦人科急性腹症の読影ポイント | 171

研修医：うーん，子宮外妊娠と卵巣嚢腫の破裂は所見が類似していますね．

若手放射線科医：そうですね．目安としては，子宮外妊娠は妊娠反応からある程度は鑑別可能ですよね．卵巣出血と卵巣嚢腫破裂は鑑別が難しいことも多いですが，その出血が多量である場合や臨床症状が激しい場合などはいずれにしても手術が検討されるので，ある程度まで絞りこめれば合格点ではないかと思われます．

指導医：そうだね．ここで1つ注意しておきたいのが，（特に被曝量が多いCTなどの）放射線検査の前には絶対に**妊娠反応の有無を確認**しなければいけないということだね．自己申告はあてにならないことが非常に多いから，実際に検査する必要性は高いといえるね．

若手放射線科医：それでは次の症例にいきましょう．

症例 4　20歳代女性．8時間程前から出現した下腹部痛と嘔気・嘔吐を主訴に救急外来を受診

筋性防御（＋／－）．WBC 13,600/μL，CRP 0.05 mg/dL．最終月経は1週間前から5日間．妊娠反応（－）．腹痛の原因精査を目的に腹部CTが撮影された．

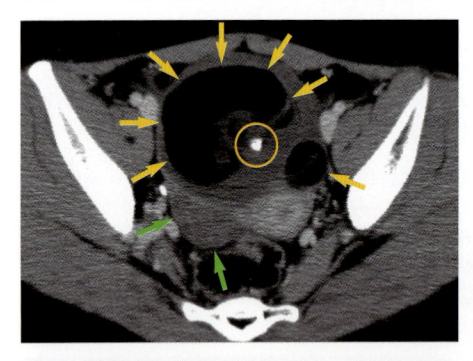

図8　造影CT（子宮体部レベル：WW＝300，WL＝60）

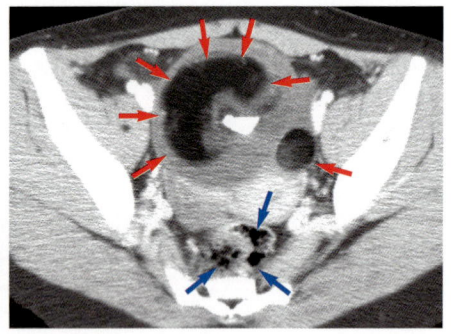

図9　造影CT（子宮体部レベル：WW＝300，WL＝－50）

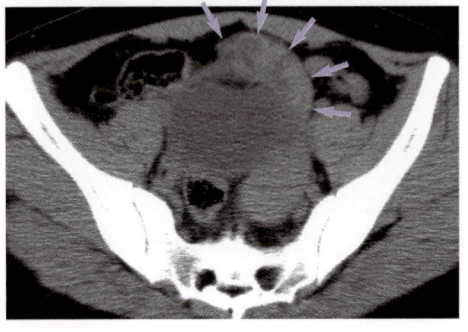

図10　単純CT（図8より1cm頭側のスライス）

part. 3 腹部画像診断レッスン

指導医：さて，所見はどうかな？ 低吸収部分の濃度差にも注意してみてね．

研修医：子宮の腹側に低吸収構造が少なくとも2カ所認められます（図8➡）．これに接するように石灰化も認められますね（図8○）．この低吸収構造は腸管にしては位置がおかしいようにも思いますが…．周囲腸管との連続性もないようですし…．

若手放射線科医：そうですね．では図9を参照してください．これはウィンドウレベル（WL：window level）を下げ，ウィンドウ幅（WW：window width）を広げることによって脂肪を空気と区別しやすくした画像なのですが，WLやWWについては知っていますか？

研修医：うーん，言葉だけは聞いたことはありますが…．

指導医：それでは重要なことなので，ここでWL, WWについて確認しておこう．

ワンポイント！ CT値とウィンドウ幅，ウィンドウレベル[8]

・各組織はその種類や密度によりX線透過性が異なり，さまざまなCT値（CT number）をとる．ちなみに，**CT値の単位はハウンスフィールド単位（HU：Hounsfield unit）であり，水のCT値を0 HUと定義している**．すなわち，水よりもX線を減弱しない構造はマイナスの値をとり，X線をより減弱させる構造はプラスの値をとる．各組織のCT値は大まかでよいが覚えておく必要がある（図11）．

・CT画像はおのおののCT値に従って十数段階のグレイスケールの濃淡で表したものである．この**グレイスケールで表す範囲（幅）がWW，その中心のCT値がWL**である．

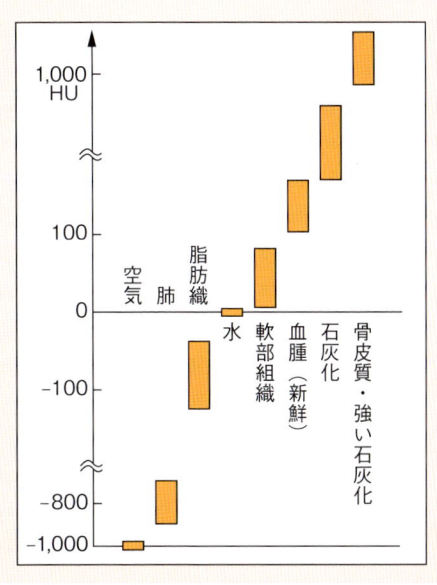

図11　人体組織のCT値
文献8より引用．

Lesson17　婦人科急性腹症の読影ポイント

- 例えば**図8**のようにWW＝300 HU，WL＝60 HUに設定すれば，210 HU以上のCT値を呈する構造はすべてまっ白，－90HU以下のものではすべてまっ黒になり，この間のCT値をもつ組織が十数段階の濃淡で表現されることになる．つまり，**WWを広くすればコントラストのつかない画像になり，WWを狭くするとWL近くの限られた範囲のコントラストは高いがそれ以外は白と黒のなかに埋没してしまう組織が多くなる**．

指導医：さて，図9は脂肪組織を観察するのに適したいわゆる"fat window"で表示しているけれど，先ほどの低吸収構造はどう描出されているかな？

研修医：腸管内のガス像が低吸収を呈しているのに対し（**図9 ▶**），腫瘤状構造の内部は周囲の脂肪と同程度の濃度を呈していますね（**図9 ▶**）．つまり，脂肪成分を含んだ腫瘍ということになりますよね．…ということはこれは成熟嚢胞性奇形腫ですね！ 先ほどの石灰化も病変の一部と考えられます！

若手放射線科医：その通りですね．症例4では子宮右側に正常卵巣と考えられる嚢胞状構造が認められ（**図8 ▶**），左卵巣由来の成熟嚢胞性奇形腫と考えられますね．では，腹痛の原因についてはどうでしょうか？ 腫瘍と子宮との連続性やその間にある構造についても着目してください．

研修医：腫瘍（成熟嚢胞性奇形腫）の左前方に軽度高吸収を呈する索状・腫瘤状構造を認め（**図10 ▶**），これは子宮左側に連続していますね．卵巣と子宮の間にある索状構造か…，捻れたような形態にもみえるし…，もしかして捻転ですか！？

指導医：正解！ その通りだよ．卵巣腫瘍の茎捻転は重要な疾患なのでここでおさえておこう．

ワンポイント！ 卵巣腫瘍の茎捻転 (torsion of ovarian mass) [3, 4, 9, 10]

- 卵巣腫瘍の茎捻転は，卵巣あるいは卵管が固有卵巣索や卵巣提索の支持靱帯を軸に捻れを生じ，このため卵巣に血行障害を生じた病態である．周囲との癒着に乏しい**卵巣成熟奇形腫や機能性嚢胞，良性嚢胞性卵巣腫瘍の頻度が高い**．逆に周囲との癒着を起こしやすい腫瘍（内膜症性嚢胞など）では茎捻転を起こしにくい．
- 小児では付属器の固定が不十分なため，**腫瘍が存在しない正常卵巣でも茎捻転を生じうるので注意が必要**[4,11]．茎捻転をきたすと，本来正常であった卵巣は静脈閉塞による浮腫状腫大や出血性梗塞（≒血腫）の像を呈する[11]．
- 典型的な症状としては，突然発生する下腹部痛でしばしば悪心，嘔吐を伴う．
- CT，MRIでは浮腫・うっ血を生じた卵管および周囲間膜が，**卵巣腫瘍に接して**

> **子宮との連続を示す腫瘤様または索状構造物**として認められることがあり,特異性の高い所見である.それ以外にも,**索状構造物に集中する血管**や腫瘤表面の伸展した血管,**腫瘤内血腫および**(捻転が高度な場合の動脈閉塞による)**造影効果の欠如**は卵巣腫瘤茎捻転に特徴的とされる.非特異的所見としては,**患側への子宮の変位**,患側の血管拡張,少量の腹水,脂肪組織浸潤像などがある.
> ・治療は原則として卵管卵巣摘出術が行われるが,梗塞を伴わない場合には捻転解除のみが行われることもある.

研修医:うーん,婦人科急性腹症はなかなか難しいですね….

指導医:そうだね.今回は手術が施行されることの多い婦人科急性腹症について勉強したけれど,65歳以下の急性腹症で緊急手術を行った症例のうち婦人科疾患は21%を占めたとの報告[12]もあり,特に若年女性の急性腹症ではこれらの疾患にも精通しておく必要があるね.本来であれば婦人科急性腹症の診断では超音波検査が第一選択となるのだけれど,実際の救急の現場では経腟超音波検査を行うことのできる産婦人科医が初期診療にかかわる機会が少ないのも事実だよね.このためCTやMRIが利用される機会は実際には多いので,まずは妊娠反応を確認し,適応をふまえたうえでこれら検査を上手に使いこなし,一方では経腹の骨盤部超音波検査の腕もスキルアップしつつ婦人科急性腹症を的確に診断できるようにしようね.

文 献

1) 「急性腹症のCT」(堀川義文 他 著),pp.507-530,へるす出版,1998
2) 「婦人科MRIアトラス」(今岡いずみ,田中優美子 著),pp.140-152,秀潤社,2004
3) 「ここまでわかる急性腹症のCT 第2版」(荒木 力 著),pp.146-217,メディカル・サイエンス・インターナショナル,2009
4) 高良弘明 他:急性腹症の画像診断 婦人科疾患.画像診断,28:1344-1354,2008
5) Peters, W. A. 3rd, et al.: Ovarian hemorrhage in patients receiving anticoagulant therapy. J Reprod Med, 22:82-86, 1979
6) 寺尾俊彦:産婦人科急性腹症の治療方針.外科治療,74:319-322, 1996
7) 陳偉業 他:産婦人科領域における急性腹症.臨外,46:159-163, 1991
8) 「腹部CT診断120ステップ」(荒木 力 著),pp.2-16,中外医学社,2002
9) Kimura, I., et al.: Ovarian torsion: CT and MR imaging appearances. Radiology, 190:337-341, 1994
10) Rha, S. E., et al.: CT and MR imaging features of adnexal torsion. RadioGraphics, 22:283-294, 2002
11) 「正常画像と並べてわかる腹部・骨盤部MRI」(扇 和之,横手宏之 編),pp.190-191,羊土社,2007
12) 上田守三 他:救急部門での急性腹症への対応.臨外,46:151-157, 1991

INDEX 索引

欧文

A

AC-PC line	25, 26
acute focal bacterial nephritis	137, 138
AFBN	137, 138
AIP	94
air bronchogram	86, 93
AL DRINC	94
aortic cobweb	107
arachnoid mater	34
arrowhead sign	152, 153

B

B*	83
BAC	98
BBB	43
blood-brain barrier	43
bridging septum	139
bronchovascular bundle	88
BVB	88

C

Cantlie 線	116, 118
cellular NSIP	100
cerebral contusion	51
Churg-Strauss 症候群	155
closed loop	162
complicated cyst	120
consolidation	93
COP	94, 97
COP/EP パターン	99
cortical rim sign	141
Couinaud 分類	118
Crohn 病	155
CTA	66
CT angiography	66
CT 値	173

D

DAI	53, 55
DA 型	36
DeBakey 分類	105, 106
diffuse axonal injury	53
DIP	94
dirty fat sign	146, 148, 149
distal appendicitis	145, 150
double target sign	123
dura-arachnoid pattern	36
dura mater	34

E

early CT sign	28, 29
early CT sign の 1/3 MCA ルール	31
ectopic pregnancy	170
endoscopic regrograde cholangiopancreatography	132
entry	106
ERCP	132

F

fat stranding	148
fibrosing NSIP	100
Fitz-Hugh-Curtis 症候群	126
flap	104
frank rupture	111

G・H

GGA	93
GGO	93
halo sign	97
Healey & Schroy 分類	115
Henoch-Schöenlein 紫斑病	155
hepatic abscess	123
honeycomb lung	100
Hounsfield unit	173
HRCT	88
HU	173
hyperattenuating cresent sign	111
hyperdense cresent sign	109
hyperdense MCA sign	29

I・L

IC-PC（内頸動脈-後交通動脈）動脈瘤	65
IC-PC 分岐部	66
impending rupture of aortic aneurysm	111

intraductal papillary mucinous neoplasm	134
in vitro fertilization and embryo transfer	170
IPF	94, 99
IPMN	134
IVF-ET	170
LIP	94

M

magnetic resonance cholangiopancreatography	132
meninges	34
MIP	58, 59
MPR	136, 145
MRA	58
MRCP	132
MR hydrography	132
MRSA腸炎	155
MR胆道膵管造影	132
multiplanar reconstruction/reformation	136, 145

N

nontuberculous mycobacteriosis	90
NSIP	94, 100
NTM	90

O・P

OM line	25, 26
ovarian hemorrhage	169
pancreas divism	132
PAU	109
penetrating atherosclerotic ulcer	109
pia mater	34
pia-subarachnoid pattern	36
pneumobilia	130
pseudo-SAH	39, 41, 43
PS型	36

R

RB-ILD	94
retrocecal appendix	143
reversed halo sign	97
rt-PA	31
rupture of ovarian cyst	170

S

S*	83
SAH	39
Santorini管	134
serrated beak sign	163
SLE	155
Stanford分類	105, 106
subarachnoid hemorrhage	39
subsuperior segment	83
susceptibility-weighted imaging	56
SWI	56

T

T2*強調画像	44, 56
target sign	153, 154, 164
TOF（time-of-flight）法	58
torsion of ovarian mass	174
t-PA製剤	31
transition zone	160
tree-in-bud appearance	90

U・V

UIP	100
ulcer like projection	109
ULP	109
vascular territory	14
violin-string adhesion	126

W

wandering pneumonia	97
whirl sign	164
window level	173
window width	173
Wirsung管	134
WL	173
WW	173

和文

あ

亜区域	70, 74
悪性関節リウマチ	155
悪性リンパ腫の肺浸潤	88
アニサキス	155
アメーバ腸炎	155
アルテプラーゼ	31

い〜え

イレウス	158
ウィンドウ幅	173
ウィンドウレベル	173
壊疽性虫垂炎	146, 149
エルシニア	155

か

外側円錐筋膜	138
外板	34
潰瘍性大腸炎	155
化学性腹膜炎	170
架橋静脈	50
隠れ脳動脈瘤	58
過剰気管支	83
カタル性虫垂炎	146, 147
化膿性髄膜炎	43
下葉	80
眼窩耳孔線	25
肝鎌状間膜	116
肝血管腫	122
肝細胞癌	121
間質性肺水腫	88
冠状断	84
癌性髄膜炎	38

癌性リンパ管症		88
感染性腸炎		152
肝嚢胞		122
肝膿瘍		123
カンピロバクター		154, 155

き

機械的イレウス（mechanical ileus）		159
気管支		74
気管支肺炎		86
気管支肺動脈束		87, 88
偽腔		107
基準線		25
機能性嚢胞		167
機能的イレウス（functional ileus）		159
偽膜性腸炎		155, 156
救急大動脈疾患		103
急性化膿性胆管炎		131
急性巣状性細菌性腎炎		137
急性虫垂炎		143
急性尿細管壊死		141
急性皮質壊死		141
橋−延髄移行部		26
虚血性腸炎		154, 155

く

区域		70
区域解剖		70
くも膜		34
くも膜下腔の拡大		35
くも膜下出血		39, 43, 52
くも膜下出血のMRI		44
クラミジア		170
クラミジア肺炎		87
クレブシエラ		86

け

血液脳関門		43
結核		90
結節性多発動脈炎		155

原発性硬化性胆管炎		132

こ

後下小脳動脈		14, 16, 18
後期相		121
好酸球性腸炎		155
抗生物質関連性急性出血性大腸炎		155
後大脳動脈		14, 16
後頭葉		21
項部硬直		37
後傍腎腔		138, 139
硬膜		34
硬膜外血腫		50
硬膜下血腫		49, 50
硬膜下水腫		35
硬膜転移		36, 38
絞扼性イレウス		163

さ

細菌性髄膜炎		36, 37
細菌性肺炎		86
臍静脈裂		116
サイトメガロウイルス腸炎		155
サイフォン部		61
挫傷		51
サルコイドーシス		38, 88, 89
サルモネラ		154, 155

し

磁化率強調画像		56
子宮外妊娠		170
軸捻転		159
矢状断		84
上区		77, 80, 81
上小脳動脈		14, 16, 18
静脈管索裂		116
小葉間隔壁		87
小葉中心		87, 88
小葉辺縁		88
処理画像		59

腎盂腎炎		137, 138
腎筋膜（Gerota筋膜）		138
真腔		107
腎梗塞		139
腎周囲腔		138, 139
腎周囲血腫		139
腎腫瘍		139
腎静脈血栓		141
腎膿瘍		138, 141

す

膵癌		134
膵胆管合流異常		132
膵嚢胞性腫瘤		132
髄膜		33, 34
髄膜炎		35
髄膜腫		38

せ

成熟嚢胞性奇形腫		170
正常胸部CT		73
舌区		79, 80, 81
前下小脳動脈		16, 18
前交連後交連結合線		25
前大脳動脈		14, 16
穿通枝		19
穿通枝領域		15
先天性胆道拡張症		132
前頭葉		21
前傍腎腔		138
前脈絡動脈		19

そ

早期相		121
総胆管結石		131
総胆管嚢腫		132
側頭葉		21
蘇生後脳症		40

た

体外受精・胚移植		170

INDEX

大腸癌	153
大動脈解離	103
大動脈瘤切迫破裂	111
ダイナミックCT	120
大脳膠腫症	43
多発脳動脈瘤	61
胆管周囲嚢胞	132
胆道気腫	130

ち

中硬膜動脈	50
虫垂走行のバリエーション	144
中大脳動脈	14, 16
腸炎ビブリオ	155
腸型Behçet病	155
腸管壁内ガス	163
腸管壁の3層構造	153
腸管壁肥厚	152
腸結核	155
腸重積	159

つ・て

椎骨動脈	15
底幹	82
低酸素脳症	41, 47
低髄液圧症候群	43

と

ドイツ水平線	27
頭頂葉	21
頭部MRA	58
頭部外傷	49
頭部外傷におけるMRIの適応	53
動脈優位相	121
特発性間質性肺炎	92
特発性間質性肺炎との鑑別が必要な疾患	95
特発性低髄液圧症候群	37, 38

な・に

内頸動脈サイフォン部	66
内視鏡的逆行性胆道膵管造影	132
内板	34
内膜亀裂	106
内膜症性嚢胞	170
軟膜	34
二次小葉	87
乳頭部癌	134

の

脳梗塞	28
脳挫傷	51
脳底動脈	15
脳動静脈瘻	38
脳動脈	15
脳動脈瘤	58
脳内血腫	52
脳葉	21

は

肺炎	85
肺静脈	76
肺動脈	75
肺胞性肺炎	86
肺門	71, 76
ハウンスフィールド単位	173
白血球減少性腸炎	155
板間層	34

ひ

非結核性抗酸菌症	90
鼻根部	26
鼻根部と橋-延髄移行部	26
左上区	77
左上葉	80, 81
左舌区	79
非定形肺炎	86
びまん性軸索損傷	53, 54, 55

病原性大腸菌O-157腸炎	155

ふ・へ

腹膜腔出血	169
婦人科急性腹症	167
平衡相	121
壁在血栓	104
ヘルニア嵌頓	159
辺縁系脳炎	47

ほ

蜂窩織炎性虫垂炎	146, 148
蜂窩肺	100
蜂巣肺	100

ま・み

マイコプラズマ	87
マイコプラズマ肺炎	87
慢性膵炎	134
右上葉	77
右中葉	79
未破裂動脈瘤	67

も

盲腸後部虫垂	143
元画像	59
門脈内ガス	130, 163
門脈優位相	121

ら〜ろ

卵管妊娠	170
卵巣出血	169
卵巣腫瘤の茎捻転	174
卵巣内出血	169
卵巣嚢腫破裂	170
レジオネラ	86
漏斗状血管拡張（infundibular dilatation）	65, 66

画像診断に絶対強くなるワンポイントレッスン
病態を見抜き、サインに気づく読影のコツ

2012 年 4 月 15 日　第 1 刷発行	編　者　扇　和之
2024 年 6 月 15 日　第 13 刷発行	著　者　堀田昌利, 土井下怜
	発行人　一戸裕子
	発行所　株式会社 羊 土 社
	〒 101-0052
	東京都千代田区神田小川町 2-5-1
	TEL 03（5282）1211
	FAX 03（5282）1212
	E-mail eigyo@yodosha.co.jp
	URL www.yodosha.co.jp/
ⓒ YODOSHA CO., LTD. 2012	
Printed in Japan	装　幀　ペドロ山下
ISBN978-4-7581-1174-4	印刷所　日経印刷株式会社

本書に掲載する著作物の複製権，上映権，譲渡権，公衆送信権（送信可能化権を含む）は（株）羊土社が保有します．本書を無断で複製する行為（コピー，スキャン，デジタルデータ化など）は，著作権法上での限られた例外（「私的使用のための複製」など）を除き禁じられています．研究活動，診療を含み業務上使用する目的で上記の行為を行うことは大学，病院，企業などにおける内部的な利用であっても，私的使用には該当せず，違法です．また私的使用のためであっても，代行業者等の第三者に依頼して上記の行為を行うことは違法となります．

JCOPY <（社）出版者著作権管理機構 委託出版物>

本書の無断複写は著作権法上での例外を除き禁じられています．複写される場合は，そのつど事前に，（社）出版者著作権管理機構（TEL 03-5244-5088，FAX 03-5244-5089，e-mail：info@jcopy.or.jp）の許諾を得てください．

乱丁，落丁，印刷の不具合はお取り替えいたします．小社までご連絡ください．

プライマリケアと救急を中心とした総合誌

レジデントノート

年間定期購読料（国内送料サービス）
- 通常号〔月刊12冊〕
  定価30,360円（本体27,600円＋税10％）
- 通常号＋増刊号〔月刊12冊＋増刊6冊〕
  定価61,380円（本体55,800円＋税10％）

★ 上記の価格で定期購読をお申し込みの方は通常号をブラウザで閲覧できる「WEB版サービス」を無料でご利用いただけます。
（「WEB版サービス」のご利用は、原則として羊土社会員の個人の方に限ります）　URL：www.yodosha.co.jp/rnote/

医療現場での実践に役立つ研修医のための必読誌！

レジデントノートは，
研修医・指導医にもっとも
読まれている研修医のための雑誌です

毎月1日発行　B5判　定価2,530円（本体2,300円＋税10％）

研修医指導にもご活用ください

特徴

① 医師となって**最初に必要となる"基本"や"困ること"**を
とりあげ，ていねいに解説！

② **画像診断，手技，薬の使い方**など，すぐに使える内容！
日常の疑問を解決できます

③ 先輩の経験や進路選択に役立つ情報も読める！

レジデントノート増刊

月刊レジデントノートの
わかりやすさで，1つのテーマを
より広く，より深く解説！

年6冊発行　B5判　定価5,170円（本体4,700円＋税10％）

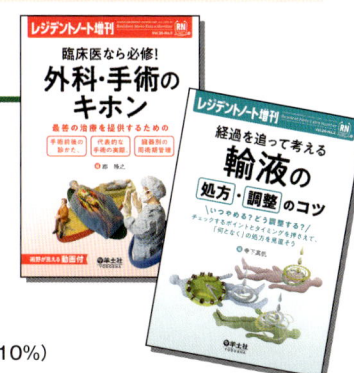

発行　**羊土社 YODOSHA**

〒101-0052 東京都千代田区神田小川町2-5-1　TEL 03(5282)1211　FAX 03(5282)1212
E-mail：eigyo@yodosha.co.jp
URL：www.yodosha.co.jp/

ご注文は最寄りの書店，または小社営業部まで

ハンディ版ベストセラー厳選入門書シリーズ

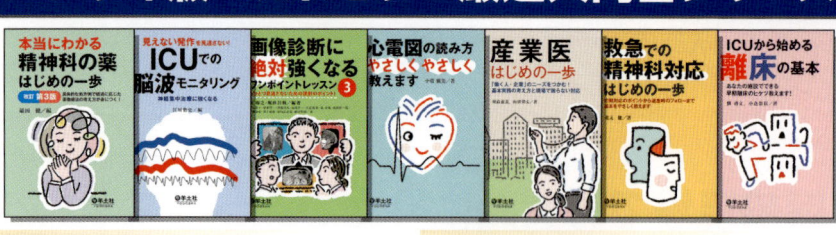

本当にわかる
精神科の薬はじめの一歩 改訂第3版
稲田 健／編
- 定価 3,850円（本体 3,500円＋税10%）
- A5判 ■ 320頁 ■ ISBN 978-4-7581-2401-0

見えない発作を見逃さない！
ICUでの脳波モニタリング
江川悟史／編
- 定価 4,950円（本体 4,500円＋税10%）
- A5判 ■ 269頁 ■ ISBN 978-4-7581-1892-7

画像診断に絶対強くなる
ワンポイントレッスン3
扇 和之, 堀田昌利／編
- 定価 4,400円（本体 4,000円＋税10%）
- A5判 ■ 197頁 ■ ISBN 978-4-7581-1194-2

心電図の読み方
やさしくやさしく教えます
小菅雅美／著
- 定価 3,960円（本体 3,600円＋税10%）
- A5判 ■ 214頁 ■ ISBN 978-4-7581-0765-5

産業医
はじめの一歩
川島恵美, 山田洋太／著
- 定価 3,960円（本体 3,600円＋税10%）
- A5判 ■ 207頁 ■ ISBN 978-4-7581-1864-4

救急での精神科対応
はじめの一歩
北元 健／著
- 定価 3,960円（本体 3,600円＋税10%）
- A5判 ■ 171頁 ■ ISBN 978-4-7581-1858-3

ICUから始める
離床の基本
劉 啓文, 小倉崇以／著
- 定価 3,850円（本体 3,500円＋税10%）
- A5判 ■ 224頁 ■ ISBN 978-4-7581-1853-8

癌の画像診断、
重要所見を見逃さない
堀田昌利／著
- 定価 4,400円（本体 4,000円＋税10%）
- A5判 ■ 187頁 ■ ISBN 978-4-7581-1189-8

スッキリわかる！
臨床統計はじめの一歩 改訂版
能登 洋／著
- 定価 3,080円（本体 2,800円＋税10%）
- A5判 ■ 229頁 ■ ISBN 978-4-7581-1833-0

いびき!?眠気!?
睡眠時無呼吸症を疑ったら
宮崎泰成, 秀島雅之／編
- 定価 4,620円（本体 4,200円＋税10%）
- A5判 ■ 269頁 ■ ISBN 978-4-7581-1834-7

画像診断に
絶対強くなるツボをおさえる！
扇 和之, 東條慎次郎／著
- 定価 3,960円（本体 3,600円＋税10%）
- A5判 ■ 159頁 ■ ISBN 978-4-7581-1187-4

MRIに強くなるための
原理の基本やさしく、深く教えます
山下康行／著
- 定価 3,850円（本体 3,500円＋税10%）
- A5判 ■ 166頁 ■ ISBN 978-4-7581-1186-7

発行　羊土社 YODOSHA
〒101-0052 東京都千代田区神田小川町2-5-1　TEL 03(5282)1211　FAX 03(5282)1212
E-mail：eigyo@yodosha.co.jp
URL：www.yodosha.co.jp/

ご注文は最寄りの書店、または小社営業部まで

ハンディ版ベストセラー厳選入門書シリーズ

やさしくわかる ECMOの基本
氏家良人／監，小倉崇以，青景聡之／著
- 定価 4,620円（本体 4,200円＋税10%）
- A5判 ■ 200頁 ■ ISBN 978-4-7581-1823-1

教えて！ICU Part3
集中治療に強くなる
早川 桂／著
- 定価 4,290円（本体 3,900円＋税10%）
- A5判 ■ 229頁 ■ ISBN 978-4-7581-1815-6

臨床に役立つ！病理診断のキホン教えます
伊藤智雄／編
- 定価 4,070円（本体 3,700円＋税10%）
- A5判 ■ 211頁 ■ ISBN 978-4-7581-1812-5

内科医のための やさしくわかる眼の診かた
若原直人／著
- 定価 4,070円（本体 3,700円＋税10%）
- A5判 ■ 231頁 ■ ISBN 978-4-7581-1801-9

排尿障害で患者さんが困っていませんか？
影山慎二／著
- 定価 4,070円（本体 3,700円＋税10%）
- A5判 ■ 183頁 ■ ISBN 978-4-7581-1794-4

その患者さん、リハ必要ですよ！！
若林秀隆／編　岡田唯男，北西史直／編集協力
- 定価 3,850円（本体 3,500円＋税10%）
- A5判 ■ 270頁 ■ ISBN 978-4-7581-1786-9

画像診断に絶対強くなるワンポイントレッスン2
扇 和之，堀田昌利／編
- 定価 4,290円（本体 3,900円＋税10%）
- A5判 ■ 236頁 ■ ISBN 978-4-7581-1183-6

先生、誤嚥性肺炎かもしれません 嚥下障害、診られますか？
谷口 洋／編
- 定価 3,740円（本体 3,400円＋税10%）
- A5判 ■ 231頁 ■ ISBN 978-4-7581-1776-0

Dr.鈴木の13カ条の原則で不明熱に絶対強くなる
鈴木富雄／著
- 定価 3,740円（本体 3,400円＋税10%）
- A5判 ■ 175頁 ■ ISBN 978-4-7581-1768-5

緩和医療の基本と実践、手とり足とり教えます
沢村敏郎／著
- 定価 3,630円（本体 3,300円＋税10%）
- A5判 ■ 207頁 ■ ISBN 978-4-7581-1766-1

教えて！ICU Part 2
集中治療に強くなる
早川 桂／著
- 定価 4,180円（本体 3,800円＋税10%）
- A5判 ■ 230頁 ■ ISBN 978-4-7581-1763-0

ココに注意！高齢者の糖尿病
荒木 厚／編
- 定価 4,180円（本体 3,800円＋税10%）
- A5判 ■ 271頁 ■ ISBN 978-4-7581-1762-3

自信がもてる！せん妄診療はじめの一歩
小川朝生／著
- 定価 3,630円（本体 3,300円＋税10%）
- A5判 ■ 191頁 ■ ISBN 978-4-7581-1758-6

MRIに絶対強くなる撮像法のキホンQ&A
山田哲久／監 扇 和之／編著
- 定価 4,180円（本体 3,800円＋税10%）
- A5判 ■ 246頁 ■ ISBN 978-4-7581-1178-2

発行　羊土社 YODOSHA
〒101-0052 東京都千代田区神田小川町2-5-1　TEL 03(5282)1211　FAX 03(5282)1212
E-mail : eigyo@yodosha.co.jp
URL : www.yodosha.co.jp/

ご注文は最寄りの書店、または小社営業部まで

画像診断に絶対強くなる ワンポイントレッスン❷

解剖と病態がわかって、読影のツボが身につく

扇 和之，堀田昌利／編

- 定価 4,290円（本体 3,900円＋税10%）
- A5判
- 236頁
- ISBN 978-4-7581-1183-6

まだまだある！放射線科医とっておきの読影のコツを大公開！
解剖と病態がつながり，画像診断力が自然と身につく入門書

目次

Part 1 胸部 画像診断レッスン

Lesson 1 肺水腫とARDSを見極める！！
～CTから病態を読み解くコツ

Lesson 2 ここまで読もう！肺血栓塞栓症！

Lesson 3 間質性肺炎の知識をアップデート！
～ガイドライン改訂をうけて

Lesson 4 縦隔の画像診断をマスターする！Part1
～画像解剖を中心に

Lesson 5 縦隔の画像診断をマスターする！Part2
～胸腺の正常像，過形成および上皮性腫瘍を中心に

Lesson 6 縦隔の画像診断をマスターする！Part3
～胚細胞腫瘍，悪性リンパ腫，神経原性腫瘍

Lesson 7 心臓の画像解剖をマスターする！

Lesson 8 乳腺画像診断のツボをマスターする！

Part 2 腹部・骨盤部・脊椎 画像診断レッスン

Lesson 9 腹部血管の異常を見逃すな！
～Vascular compression syndromeを中心に

Lesson 10 尿管結石を正しく診断できている？
～ピットフォールにご注意

Lesson 11 代表的な外ヘルニアの鑑別ポイントを押さえよう！
～閉鎖孔・大腿・鼠径ヘルニアを見極めるコツ

Lesson 12 脊椎の画像診断に強くなる！！
～MRIで見抜く骨折の程度・時期・原因

Part 3 全身・その他 画像診断レッスン

Lesson 13 知っておきたい頸部救急疾患！
～咽後膿瘍，側頭骨骨折，眼窩吹き抜け骨折

Lesson 14 そこだったのか！外傷CTのツボ
～FACTって何？活動性出血の評価法とは？

Lesson 15 一般臨床医も押さえておくべき周産期の"ツボ"
～画像検査のリスクと注意すべき疾患

Lesson 16 困ったときの切り札！拡散強調画像
～体幹部での有効な臨床応用を含めて

Lesson 17 知っておきたいFDG-PET/CTの基本
～この集積って正常？異常？SUVとは？

Lesson 18 要注意！FDG-PET/CTのピットフォール

発行 羊土社 YODOSHA
〒101-0052 東京都千代田区神田小川町2-5-1　TEL 03(5282)1211　FAX 03(5282)1212
E-mail：eigyo@yodosha.co.jp
URL：http://www.yodosha.co.jp/

ご注文は最寄りの書店、または小社営業部まで